Moufida Mahmoudi
Houda Belfekih
Amal Khsiba

Factores de prognóstico do cancro do estômago na Tunísia

Moufida Mahmoudi
Houda Belfekih
Amal Khsiba

Factores de prognóstico do cancro do estômago na Tunísia

experiência de um centro tunisino

ScienciaScripts

Imprint

Cover image: www.ingimage.com

This book is a translation from the original published under ISBN 978-620-6-72075-1.

Publisher:
Sciencia Scripts
is a trademark of
Dodo Books Indian Ocean Ltd. and OmniScriptum S.R.L publishing group

120 High Road, East Finchley, London, N2 9ED, United Kingdom
Str. Armeneasca 28/1, office 1, Chisinau MD-2012, Republic of Moldova, Europe
Printed at: see last page
ISBN: 978-620-6-15732-8

Conteúdo

I INTRODUÇÃO 1
II MÉTODOS 4
III RESULTADOS 8
IV Discussões 35
Referências 62
Apêndice 76

I INTRODUÇÃO

O adenocarcinoma do estômago é uma doença grave, que representa 90% dos tumores malignos do estômago. É o 5.º cancro mais comum no mundo, com mais de um milhão de novos casos por ano (5,6% de todos os cancros em 2020, ou 1089103 casos) e a 4.ª causa mais comum de morte por cancro em todo o mundo (768793 mortes, ou 7,7%) [1].

As taxas de incidência mais elevadas encontram-se na Ásia Oriental (Japão e Mongólia), com uma predominância de homens (32,5 por 100 000 homens e 13,2 por 100 000 mulheres), e na Europa Oriental, enquanto as taxas na América do Norte e na Europa do Norte são baixas (5,4 e 3,1, respetivamente) e equivalentes às observadas nas regiões africanas [1].

Na Tunísia, as taxas de incidência normalizadas foram de 6,2/100 000 para os homens e de 3,7/100 000 para as mulheres. De acordo com o registo nacional do cancro (Nord-Tunisie; 2004-2006), o cancro do estômago ocupa o 6.º lugar nos homens e o 7.º nas mulheres, com uma relação sexual homem/mulher (M/F) de 1,6 e uma idade média mais elevada nos homens do que nas mulheres (62 e 57,7 anos, respetivamente) [2,3].

A incidência do cancro gástrico, excluindo os cancros da cárdia (junção), diminui todos os anos em ambos os sexos em cerca de 1,5%/ano [4].

Esta redução está essencialmente ligada à erradicação da Helicobacter Pylori, que é o principal fator cancerígeno, e à melhoria das condições de higiene [5].

Durante muito tempo é assintomática, descoberta numa fase inicial, e os sintomas são raramente sugestivos, o que explica o mau prognóstico [6].

O diagnóstico baseia-se na endoscopia oeso-gastro-duodenal (EOGD) combinada com múltiplas biopsias com estudo anatomopatológico.

A tomografia computorizada torácica-abdominal-pélvica é essencial para avaliar a extensão do tumor. A eco-endoscopia é indicada para os tumores superficiais.

Os marcadores tumorais são inúteis para o diagnóstico mas úteis para o acompanhamento carcinológico.

O trabalho pré-terapêutico permitiu identificar subgrupos de doentes com tumores localmente ressecáveis e não metastáticos ou com tumores localmente avançados, não metastáticos ou metastáticos [7].

O tratamento principal é a cirurgia curativa (gastrectomia de 4/5 para os cancros do antro e gastrectomia total para os cancros dos 2/3 superiores do estômago e linite gástrica) e a cirurgia carcinológica com excisão em monobloco do tumor e dissecção dos gânglios linfáticos [8].

Dado o mau prognóstico, com uma taxa de sobrevivência de 5 anos inferior a 30% para todos os estádios combinados, a maioria das equipas propõe quimioterapia peri-operatória (3 cursos antes da cirurgia e 3 cursos depois). A radioquimioterapia é proposta como terapia adjuvante para os doentes com mau prognóstico que são operados sem terem sido submetidos a quimioterapia pré-operatória [4].

A avaliação pré-terapêutica, o protocolo e as possibilidades terapêuticas, incluindo a cirurgia, a quimioterapia, a radioterapia, a terapia dirigida ou o tratamento paliativo, bem como a cronologia adaptada, devem ser discutidos na reunião de consulta multidisciplinar antes de qualquer tratamento e dependem dos factores histológicos e prognósticos, cujo conhecimento permite ao clínico otimizar a gestão do seu doente.

Os estudos sobre os factores de prognóstico permitem aos clínicos avaliar a sobrevivência dos doentes, a fim de otimizar o tratamento. No entanto, existem poucos estudos tunisinos sobre estes factores de prognóstico.

O nosso estudo é realizado através de uma série retrospetiva de 56 pacientes seguidos por adenocarcinoma gástrico durante o período de 2015 a 2020 no departamento de gastroenterologia do Hospital Tahar Maamouri em Nabeul (HTMN).

O objetivo do nosso trabalho foi o seguinte

-Estudar o perfil epidemiológico e os factores de prognóstico do adenocarcinoma gástrico no serviço de gastroenterologia do Hospital Tahar Maamouri de Nabeul (HTMN).

II MÉTODOS

I - PACIENTES:

I-1. Localização e período de estudo:

Realizámos um estudo descritivo retrospetivo de todos os doentes tratados por adenocarcinoma gástrico no departamento de gastroenterologia e oncologia médica do Hospital Tahar Maamouri em Nabeul de janeiro de 2015 a dezembro de 2020.

I-2. Critérios de inclusão:

Todos os doentes com um diagnóstico de adenocarcinoma gástrico baseado em provas anatomopatológicas.

I-3. Critérios de não-inclusão:

-Pacientes com outros tipos histológicos de tumores gástricos, como linfomas, tumores estromais e tumores neuroendócrinos.

-Doentes com tumores cardíacos classificados como Siewert I, II (apêndice 2).

I-4. Critérios de exclusão:

Doentes perdidos no seguimento para os quais a avaliação pré-terapêutica ou as modalidades de tratamento estavam incompletas.

II- Métodos:

II-1. Informações recolhidas:

Foi elaborada uma ficha de recolha de dados para cada doente, que inclui

. Dados epidemiológicos: idade, sexo, origem geográfica, hábitos (tabagismo, álcool, alimentação), antecedentes pessoais e familiares, motivo e duração da consulta.

. Dados clínicos:

-Achados do exame clínico e sinais funcionais.

- Pontuação da OMS (anexo 3), percentagem de perda de peso e IMC.

. Dados biológicos:

- Hemograma e dados relativos ao hemograma: Hb, WBC.
- o grupo sanguíneo: o sistema ABO e o sistema Rhesus.
- PRC.

A hemoglobinémia (<13 nos homens e <12 nas mulheres) foi utilizada para identificar anemia e a albuminémia foi utilizada para avaliar o estado nutricional (hipoalbuminémia se nível de albumina <30g/l). A dosagem de CEA (nível normal <5ng/l) e CA19-9 (nível normal <37IU/ml) pode detetar precocemente a recidiva pós-operatória.

. Dados endoscópicos: Foi especificado o tempo necessário para o exame endoscópico (FOGD) em relação aos sintomas, a localização do tumor, o seu tamanho e o seu aspeto macroscópico.

. Dados histológicos: foram recolhidos após biópsias do tumor gástrico, biópsias de locais secundários (nódulo linfático, fígado, pulmão) e o resultado histológico final na sala de operações. As biópsias foram efectuadas no tumor e no tecido gástrico saudável. O tipo histológico foi especificado de acordo com a classificação da OMS (células papilares, tubulares, mucinosas e independentes do "anel de gatinho"), o grau de diferenciação como baixo ou alto grau, a presença de êmbolos vasculares ou linfáticos e de bainha peri-nervosa, e o rácio de nódulos linfáticos (LNR), que representa o rácio de nódulos removidos em relação aos nódulos invadidos. Este rácio foi utilizado para identificar 3 grupos de doentes: LNR 0 (LNR=0), LNR 1 (0<LNR<0,1), LNR 2 (0,1=<LNR=<0,25) e LNR 3 (LNR>0,25).

Os relatórios de patologia foram actualizados utilizando a classificação TNM de 2016 (anexo 4), que classificou o tumor gástrico em 4 estádios (0, IA, IB, IIA, IIB, IIIA, IIIB, IIIC, IV) (anexo 5).

A pesquisa da sobreexpressão de Her2neu foi registada caso tenha sido efectuada.

. Dados radiológicos: Foram recolhidos dados da avaliação da extensão morfológica: TAC, RMN e radiografia do tórax.

A extensão loco-regional foi definida como espessamento parietal, infiltração de gordura, adenopatia perigástrica e invasão de órgãos vizinhos.

Para a extensão à distância, foi especificada a presença de carcinose peritoneal, hepática, pulmonar, ovárica, óssea ou outras metástases.

. Dados da laparoscopia diagnóstica: Foi especificada a presença de carcinose peritoneal, ascite, metástases hepáticas ou uma massa ovárica no contexto da síndrome de Krukenberg ou um tumor de grandes dimensões com ressecabilidade duvidosa na imagiologia.

. Dados terapêuticos:

- A avaliação é adaptada ao estado geral do doente (anexo 6), cardiológica (eletrocardiograma, ecografia cardíaca) se estiver prevista uma quimioterapia cardiotóxica, pulmonar (EFR) em função do terreno se estiver prevista uma toracotomia, e renal (depuração da creatinina) [9].
- As opções terapêuticas, incluindo a cirurgia, a radioquimioterapia e a quimioterapia, foram decididas após um RCP que envolveu cirurgiões, gastroenterologistas e oncologistas.
- > Cirurgia:

A cirurgia de embolização curativa estava indicada se os doentes apresentassem estádios localizados (cN0 e <cT3). Dependia da localização gástrica. A gastrectomia total foi indicada para os cancros dos 2/3 superiores do estômago e para a linite gástrica, enquanto a gastrectomia de 4/5 avos foi indicada para os cancros do antro. O tratamento adjuvante era a radioterapia, a quimioterapia ou a radioquimioterapia.

A gastrectomia paliativa foi indicada em caso de complicações, ou seja, hemorragia não controlada por hemostase endoscópica, perfuração ou estenose com impossibilidade de colocação de um stent (jejunostomia, GEA).

- > Quimioterapia intra-operatória
- > Quimioterapia paliativa
- > Hemostase gastrectomia
- > Radioterapia

. Seguimento:

A duração do seguimento foi determinada a partir da data de diagnóstico do tumor até à data da última consulta ou da data de morte. A sobrevivência global dos doentes foi determinada desta forma.

II-2. Estudo estatístico:

Após o preenchimento dos formulários, os dados foram introduzidos e analisados com recurso ao software SPSS versão 24.0.

Calculámos frequências absolutas e frequências relativas (percentagens) para as variáveis qualitativas. Calculámos as médias, as medianas e os desvios-padrão e determinámos os valores extremos para as variáveis quantitativas.

As comparações de 2 médias foram efectuadas utilizando o teste T de Student e, no caso de números reduzidos, o teste não paramétrico de Mann-Whitney.

As comparações de várias médias (>2) foram efectuadas com o teste ANOVA de um fator e, no caso de números reduzidos, com o teste não paramétrico de análise de variância H de Kruskall-Wallis. Em caso de diferença significativa, foram efectuadas comparações 2 a 2 pelo método de Bonferroni.

As comparações percentuais foram efectuadas utilizando o teste do qui-quadrado de Pearson ou o teste exato bilateral de Fisher. A relação entre duas variáveis quantitativas foi estudada utilizando o coeficiente de correlação de Pearson.

Para identificar o limiar que permitiria discriminar dois grupos de indivíduos com base numa variável objetiva, analisámos a curva ROC (Receiver Operating Characteristic), que representa a sensibilidade em função de 1 - especificidade para todos os limiares possíveis para o marcador em estudo.

Um aumento da AUC (área sob a curva) indica uma melhoria da capacidade de

discriminação, com um máximo de 1.
Para estimar a probabilidade de ocorrência de um evento (morte, complicação pós-operatória, recidiva, etc.) ao longo do tempo, em função dos factores de prognóstico (factores que influenciam a estimativa), foi realizada uma análise de sobrevivência global e, para identificar os factores de risco independentemente ligados à sobrevivência, realizámos uma análise de sobrevivência utilizando o modelo de Kaplan-Meier.
Em todos os testes estatísticos, o nível de significância foi fixado em 0,05.
Este trabalho baseia-se numa pesquisa de dados utilizando o motor de busca "Google Scholar", que nos direcionou para Pubmed, Em-consulte e Elsevier Masson utilizando as palavras-chave: "Gastric cancer", "gastric cancer incidence", "gastric cancer chemotherapy", "gastric cancer surgical treatment", "gastric adenocarcinoma prognosis".
Para além disso, não foram levantados conflitos de interesse ou considerações éticas no decurso deste trabalho.

III RESULTADOS

I- Dados epidemiológicos:

Durante o período de janeiro de 2015 a dezembro de 2020, 73 doentes com adenocarcinoma gástrico foram seguidos no Hospital Tahar Maamouri em Nabeul e cumpriram os critérios de inclusão.

Dezassete doentes foram excluídos devido a dados incompletos:

- Um doente foi excluído devido a uma avaliação incompleta da extensão.
- Foram excluídos nove doentes por falta de dados.
- Sete doentes perderam o seguimento.

No final, mantivemos 56 pacientes neste estudo.

I-1: Distribuição etária:

A idade média era de 57 anos, com extremos que variavam entre os 28 e os 90 anos.

Mais de 50% dos doentes tinham idades compreendidas entre os 50 e os 70 anos.

O pico de frequência registou-se entre os 51 e os 60 anos, tendo sido observado em 29% dos casos.

A repartição por idade é apresentada na Figura 1.

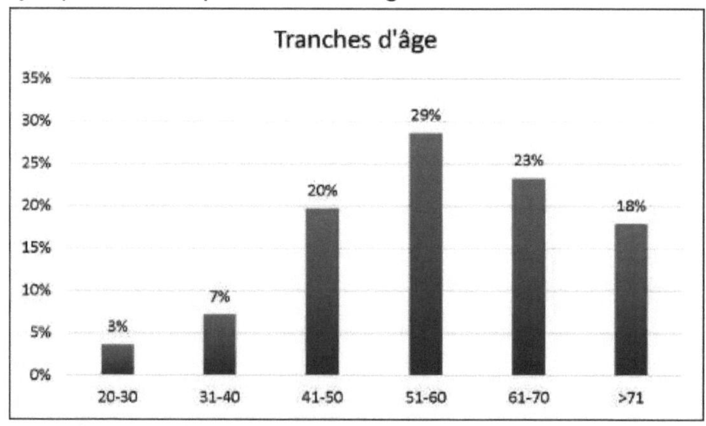

Figura 1: Distribuição etária dos doentes

I-2. Repartição por género:

Os 56 doentes incluíam 31 homens (55%) e 25 mulheres (45%).

Verificou-se uma predominância do sexo masculino, com uma relação sexual M/F de 1,24.

A repartição por género é apresentada na Figura 2.

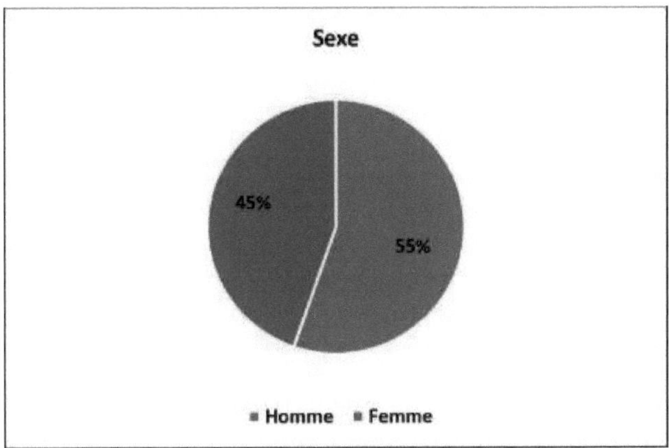

Figura 2: Distribuição dos doentes afectados por sexo.

I-3. Frequência:

O número médio de casos por ano foi de 9, com um máximo de 16 casos em 2019 e um mínimo de 6 casos em 2015 (Figura 3).

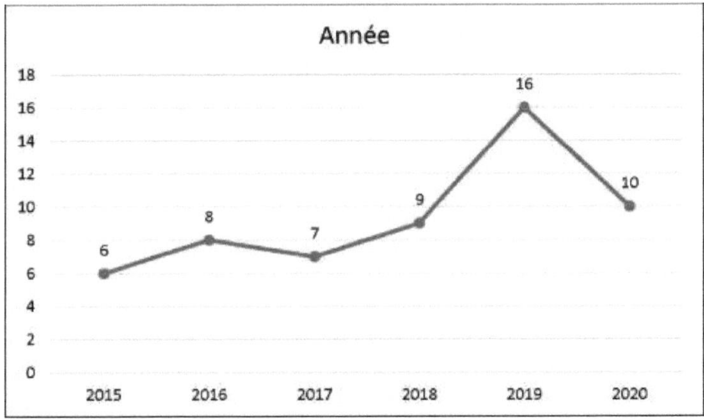

Figura 3: Distribuição anual de 56 doentes com adenocarcinoma

gástrica

I-4:. Origem geogrÆfica:

Foram observados 29 pacientes de origem urbana (52% dos casos) e 27 pacientes de origem rural

de origem rural (48% dos casos) (Figura 4).

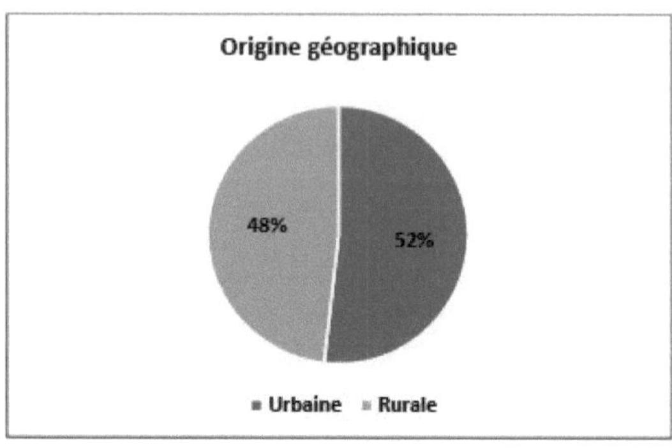

Figura 4: Distribuição dos doentes por origem geográfica.

I-5: História pessoal:

Os antecedentes pessoais são apresentados em pormenor no Quadro I.

Tabela I: Distribuição dos pacientes de acordo com os antecedentes pessoais.

História pessoal	Número de casos	Percentagem
Diabetes	7	13%
HTA	15	27%
Úlcera gástrica	14	25%
Infeção *por HP*	8	14%
Gastrectomia parcial para a doença ulcerosa	2	4%

I-6. Antecedentes pessoais e familiares de cancro:

- Pessoal: apenas uma doente de 56 anos tinha antecedentes pessoais de cancro da mama, operada aos 40 anos.
- Familiar: Verificámos a presença de história familiar de cancro em 19 doentes (34%), dos quais 6 (31,5%) foram diagnosticados antes dos 40 anos. A história familiar de cancro é apresentada na tabela II.

Tabela II: Distribuição dos doentes de acordo com a história familiar de cancro.

Antecedentes familiares do 1º grau	Número de casos	Percentagem
Cancro gástrico	5	26%
Cancro colorrectal	4	21%
Cancro da mama	7	37%
Tumor de Krukenberg	3	16%

I-7. Hábitos de vida:

. O tabaco:

Na nossa série, 27 doentes (48%) eram fumadores, com um consumo médio de 33 anos-maço (p.a.).

. Álcool:

O consumo de álcool foi detectado em 9 doentes (16% dos indivíduos). A quantificação em gramas não foi especificada.

II- Dados clínicos:

II-1. Circunstâncias da descoberta:

O motivo de consulta mais frequente na nossa série foi a epigastralgia em 48 casos (86%).

As circunstâncias da descoberta são apresentadas na Figura 5.

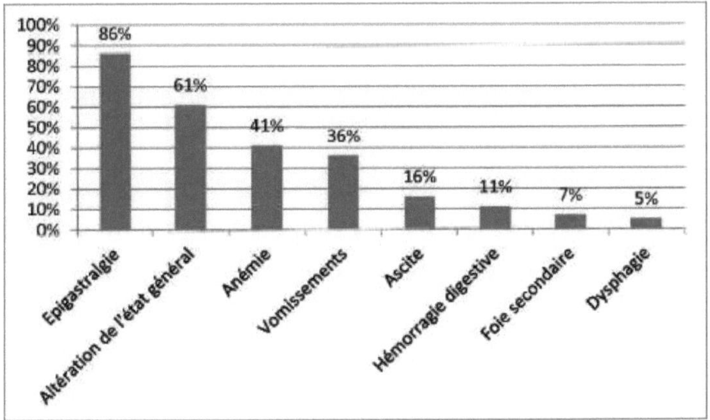

Figura 5: Distribuição dos doentes de acordo com as circunstâncias da descoberta.

II-2 Prazo de consulta:

O tempo médio de consulta foi de 105 dias (3,5 meses), com extremos que vão de 15 dias a 365 dias.

II-3. Dados do exame físico:

^{2}O cálculo do índice de massa corporal (IMC) revelou que 6 doentes (11%) eram magros (IMC <18,5 kg/m). Em contraste, a obesidade foi encontrada em 6 doentes (11%) (Figura 6).

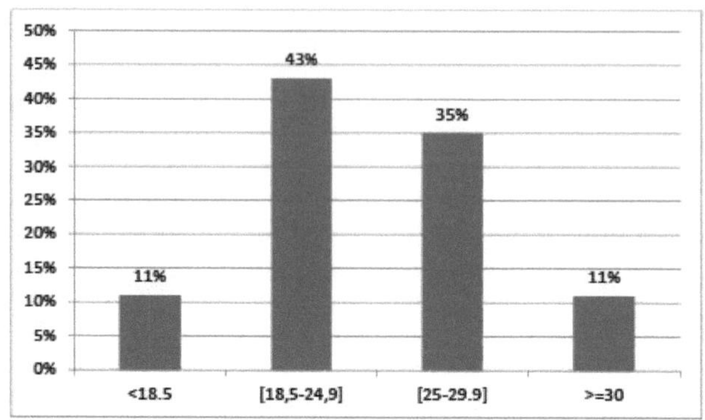

Figura 6: Distribuição dos pacientes de acordo com o IMC.

O índice de desempenho é apresentado no Quadro III:

Tabela III: Distribuição dos doentes de acordo com o índice de desempenho PS

PS	Força de trabalho	Percentagem
0	11	20%
1	34	60%
2	5	9%
3	6	11%

O exame físico revelou ascite em 10 doentes (18%), um fígado tumoral em 9 doentes (16%), uma massa epigástrica em 6 doentes (11%), melena em 4 doentes (7%) e um gânglio linfático de Troisier em apenas um doente (2%).

III- Dados paraclínicos:

III-1. Caraterísticas biológicas:

Os dados biológicos dos nossos doentes estão resumidos na Tabela IV.

Quadro IV: Dados biológicos dos doentes com adenocarcinoma gástrico. adenocarcinoma.

Biologia	Número de pacientes	Percentagem
Anémia	35	63%
Hb [5-10] g/dl	24	43%
Hb > 10 g/dl	10	18%
Taxa GB normal	56	100%
Grupo sanguíneo (%) A	14	25%
B	6	11%
O	**33**	59%
AB	2	4%

Rhesus positivo(%)	46	82%
Hipoalbuminemia (%)	6/27	22%
ACE positivo(%)	7/29	24%
CA19-9 positivo(%)	3/20	15%

III-2. Dados endoscópicos:

A endoscopia esogastro-duodenal foi efectuada em todos os doentes (100%).

III-2.1. Local do tumor:

A localização mais frequente foi o antro gástrico, encontrado em 34 doentes (61% dos casos).

A localização fúndica foi encontrada em 18 doentes (32%).

A localização corporal e cardíaca foi encontrada em 2 doentes (3,5%), respetivamente. O tumor proximal foi classificado como Siwert III.

III-2.2. Aspeto endoscópico:

O aspeto macroscópico mais frequente foi a úlcera-bordadura em 32 doentes (57,1%), seguido da úlcera-infiltrante em 18 (32,1%) e da úlcera gástrica em 3 (5,4%).

O tumor era estenosante em 4 doentes (7%) e 3 doentes (5,4%) apresentavam um aspeto tubular do estômago, sugestivo de linite gástrica.

III-3. Caraterísticas histológicas:

O exame patológico foi efectuado em biópsias endoscópicas em 55 doentes (98%), conduzindo a um diagnóstico positivo. O outro doente tinha uma hemorragia ativa e foi utilizada uma biopsia cirúrgica.

A prova histológica foi também obtida cirurgicamente numa doente submetida a laparoscopia por suspeita de torção anexial com a descoberta de um tumor de Krukenberg.

A gastrite atrófica crónica foi encontrada em 20 doentes (36%). Nestes doentes, o tumor tinha uma localização predominantemente antral em 75% dos casos (15 doentes) e 25% dos casos (5 doentes) tinham uma localização fundial.

A infeção por Helicobacter pylori foi registada em 24 doentes (43% dos casos).

O tipo histológico do tumor é apresentado na Figura 7.

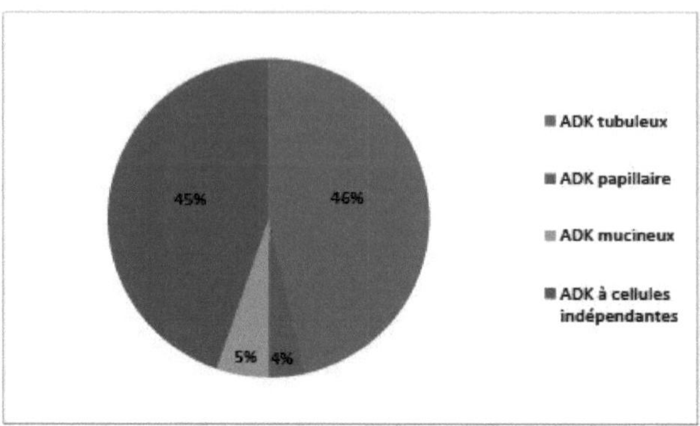

Figura 7: Distribuição dos doentes por tipo histológico de tumor.

O tumor era pouco diferenciado em 30 doentes (54%), moderadamente diferenciado em 18 doentes (32%) e bem diferenciado em 8 doentes (14%).

III-4. Avaliação da extensão:

A radiografia do tórax foi efectuada em 19 doentes (34%). Não apresentava anomalias em 15 doentes (79%) e mostrava uma imagem suspeita em 2 casos (10,5%) e uma lesão secundária em 2 outros casos (10,5%).

A ecografia abdomino-pélvica foi realizada em 17 doentes (30%). Não revelou anomalias em 7 doentes (41%), metástases hepáticas em 6 outros doentes (35%) e envolvimento dos ovários num único doente (6%). A presença de adenopatias suspeitas foi descrita em 3 doentes (18%).

Foram efectuados exames de TAC torácico-abdominal-pélvico em todos os doentes (100%). Revelaram um tumor local em 17 doentes (30%), um tumor localmente avançado em 15 doentes (27%) com invasão do pâncreas em 8 doentes (53%), contacto com o fígado em 5 doentes (33%), o mesocólon em 3 doentes (20%) e o pilar diafragmático em 3 outros doentes (20%). Foi encontrado um tumor metastático em 24 doentes (43%).

A ressonância magnética (RM) hepática foi realizada em 4 doentes (7%) com suspeita de metástases hepáticas na ecografia ou na TAC. Em apenas um caso foi aceite o diagnóstico de lesão secundária.

Foi efectuada laparoscopia diagnóstica em 22 doentes (40%). A ascite foi registada em 7 doentes (32%). Cinco doentes (23%) apresentavam carcinose peritoneal e 2 de 13 doentes (15%) tinham uma massa ovárica.

A ecografia endoscópica não foi realizada em nenhuma circunstância.

No final desta avaliação, o tumor estava localizado em 17 doentes (30%) e localmente avançado em 15 doentes, ou seja, em 27% dos casos (quadro V).

Os resultados do trabalho de extensão local estão resumidos no quadro V:

Tabela V: Resultados da avaliação da extensão loco-regional

resultados balanço extensão	Número de pacientes	Percentagem
Espessamento da parede >10mm	53	94,6%
Adenopatia perigástrica	39	70%
Infiltração de gordura perigástrica	49	87,5%
Envolvimento de órgãos vizinhos T4	19	33,9%

O tumor era metastático em 27 doentes (48%), com predomínio de carcinose peritoneal em 15 doentes (55,5%), dos quais 10 foram diagnosticados em TC (66,7%) e outros 5 (33,3%) em laparoscopia diagnóstica (Figura 8).

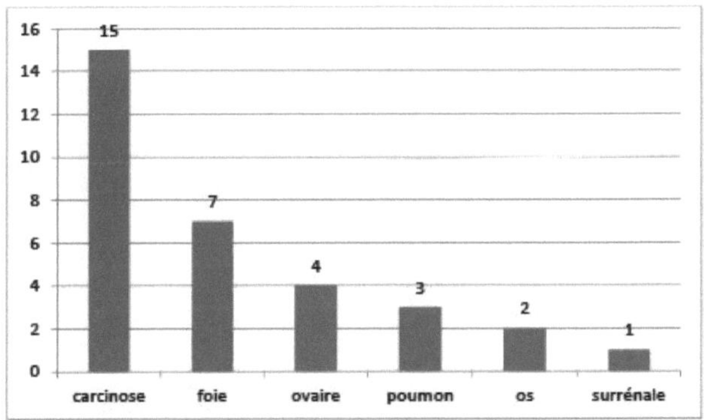

Figura 8: Distribuição dos doentes por localização das metástases à distância

No final da avaliação, os doentes foram classificados de acordo com a classificação TNM e os estádios seguintes (Tabela VI):

Quadro VI: Distribuição dos doentes de acordo com o estádio TNM

Estádio clínico UICC	Número	Percentagem
IB	6	11%
AII	6	11%
IIB	4	7%
IIIA	5	9%
IIIB	8	14%
IV	27	48%

Total	56	100%

IV- Dados terapêuticos:

IV-1. Avaliação pré-terapêutica:

Os exames pré-terapêuticos foram efectuados nos nossos 56 doentes e repartidos da seguinte forma (Quadro VII):

Tabela VII: Distribuição dos doentes de acordo com a pré-avaliação avaliação

	Exame	**Número**	**Percentagem de conclusão**
clínica	Estado geral	56	100%
	Exame cardiovascular	56	100%
	ECG	56	100%
	Exame pleuropulmonar	56	100%
	EFR	4	7%
biológico	Albuminemie	27	48%
	Controlo renal	56	100%
	Testes de função hepática	56	100%
radiológico	Ultrassom cardíaco	3	5%

IV-2. Métodos terapêuticos:

IV-2.1. Tratamento cirúrgico:

Na nossa série, 29 doentes (52%) foram submetidos a cirurgia: 15 doentes (52%) foram submetidos a cirurgia após quimioterapia e 9 doentes (31%) foram submetidos a cirurgia em simultâneo, incluindo 5 doentes que receberam quimioterapia adjuvante e 4 doentes que foram submetidos ao protocolo de Mac Donald. Cinco doentes (17%) foram submetidos a gastroanastomose paliativa (Figura 9).

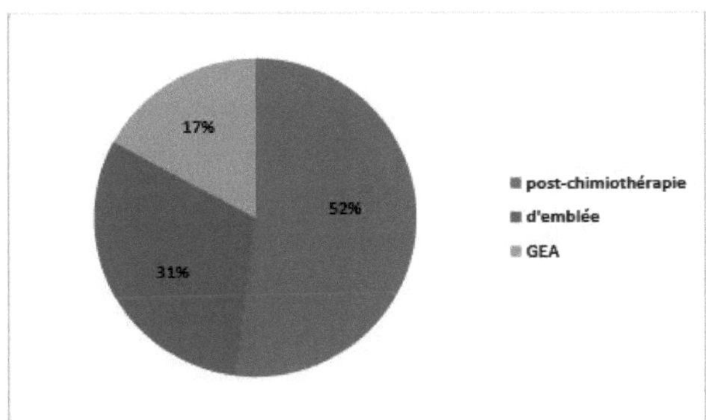

Figura 9: Distribuição dos doentes de acordo com o momento do tratamento cirúrgico

A cirurgia foi curativa em 24 doentes (83%): 14 doentes (58%) foram submetidos a uma gastrectomia total com anastomose eso-jejunal e 10 doentes (42%) a uma gastrectomia parcial com anastomose gastro-jejunal.

A cirurgia foi paliativa em 5 doentes (17%). Estes doentes foram submetidos a gastroentero-anastomose (GEA) para tumores estenosantes localmente avançados que foram considerados irressecáveis.

IV-2.2 . Estudo anatomopatológico da peça cirúrgica:

O estudo anatomopatológico da peça de gastrectomia foi preciso:

. Tamanho do tumor: O tamanho médio do tumor foi de 42 mm [5 a 110 mm]. Era maior do que 5 cm em 8 casos (33%) e menor ou igual a 5 cm em 16 casos (67%).

. Limitação do exercício: Foi conseguida uma ressecção R0 completa em 23 doentes (96%) e apenas um doente teve uma ressecção R1 microscopicamente incompleta.

. Tipo histológico: O adenocarcinoma de células independentes foi o tipo histológico mais frequente, encontrado em 46% dos casos (11 doentes).

A distribuição dos doentes operados de acordo com o tipo histológico está resumida no quadro VIII.

Tabela VIII: Distribuição dos doentes operados de acordo com o tipo histológico.

Tipo histológico: adenocarcinoma	Força de trabalho	Percentagem
Com células independentes	11	46%
Tubular	10	41.5%
Papilar	2	8.5%

mucinoso	1	4%

. O grau de diferenciação:

O adenocarcinoma gástrico era bem diferenciado em 4 doentes operados (17%), moderadamente diferenciado em 9 doentes operados (37%) e pouco diferenciado em 11 doentes operados (46%).

. Embolia linfovascular e revestimento perineural:

Os êmbolos linfovasculares estavam presentes em 54% dos casos (13 doentes operados) e a bainha perineural em 46% dos casos (11 doentes operados).

. Extensão parietal (T):

O tumor tinha invadido pelo menos a camada subserosa (pT3) em 54% dos casos (Figura 10):

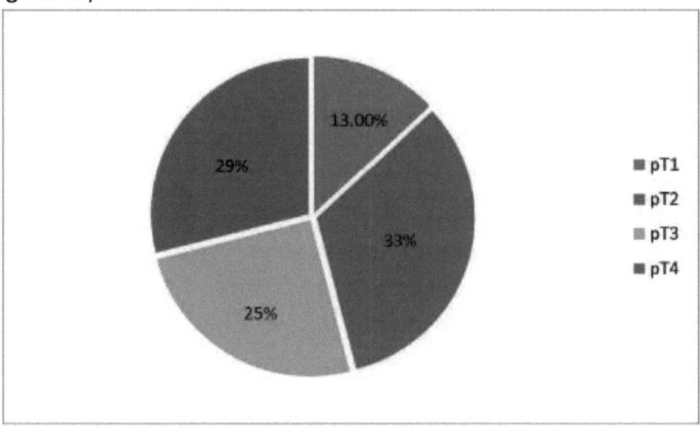

Figure 10: Répartition des sujets opérés selon le stade pT.

. Extensão dos gânglios linfáticos (N):

O número médio de nós colhidos por sujeito foi de 27 [12 a 56] (tabela IX).

Tabela IX: Distribuição dos doentes operados de acordo com o envolvimento dos gânglios linfáticos

Extensão dos gânglios linfáticos	Força de trabalho	Percentagem
pN0	7	29%
pN1	8	33%
pN2	3	13%
pN3	6	25%
Total	24	100%

O rácio médio N invadido/N amostrado foi de 0,18 [0-0,72] . Foi > 0,25 em 37,5% dos casos. Sete doentes (29%) não apresentavam gânglios linfáticos invadidos (LNRO) (Tabela X).

Tabela X: Distribuição dos doentes operados de acordo com o rácio linfonodal

Rácio de nódulos linfáticos	Força de trabalho	Percentagem
LNRO	7	29%
LNR1 (0<LNR<10%)	5	21%
LNR2 (10%=<LNR=<25%)	3	12,5%
NRL3 (NRL>25%)	9	37,5%
|Total	24	100%

. Dissecção de gânglios linfáticos:

A cura D1.5 foi efectuada em metade dos casos (tabela XI).

Tableau XI: Distribuição dos doentes operados de acordo com o tipo de depuração linfonodal
real.

Remoção de gânglios linfáticos	Trabalhadores	Percentagem
D1	8	33%
D 1,5	12	50%
D2	4	17%
Total	24	100%

O número de nódulos amostrados foi inferior a 15 em 2 doentes, entre 15 e 24 em 10 doentes (42%) e superior ou igual a 25 em 12 doentes (50%).

Para a cura D1, 6 doentes (75%) tiveram >= 15 nódulos removidos.

Para a cura D1.5, 7 doentes (58%) tiveram >= 25 nódulos examinados e 5 doentes (42%) tiveram entre 15 e 24 nódulos removidos.

Para a cura D2, apenas um doente (25%) teve menos de 25 nódulos removidos (tabela XII).

Tableau XII: Distribuição do número de gânglios linfáticos avaliáveis amostrados de acordo com
a extensão da dissecção dos gânglios linfáticos.

Tipo de limpeza	N		Número de GG amostras	
		<15	[15-24]	>=25
D1	8	2(25%)	4(50%)	2(25%)

D1,5	12	0	5(42%)	7(58%)
D2	4	0	1(25%)	3(75%)
Total	24	2(8%)	10(42%)	12(50%)

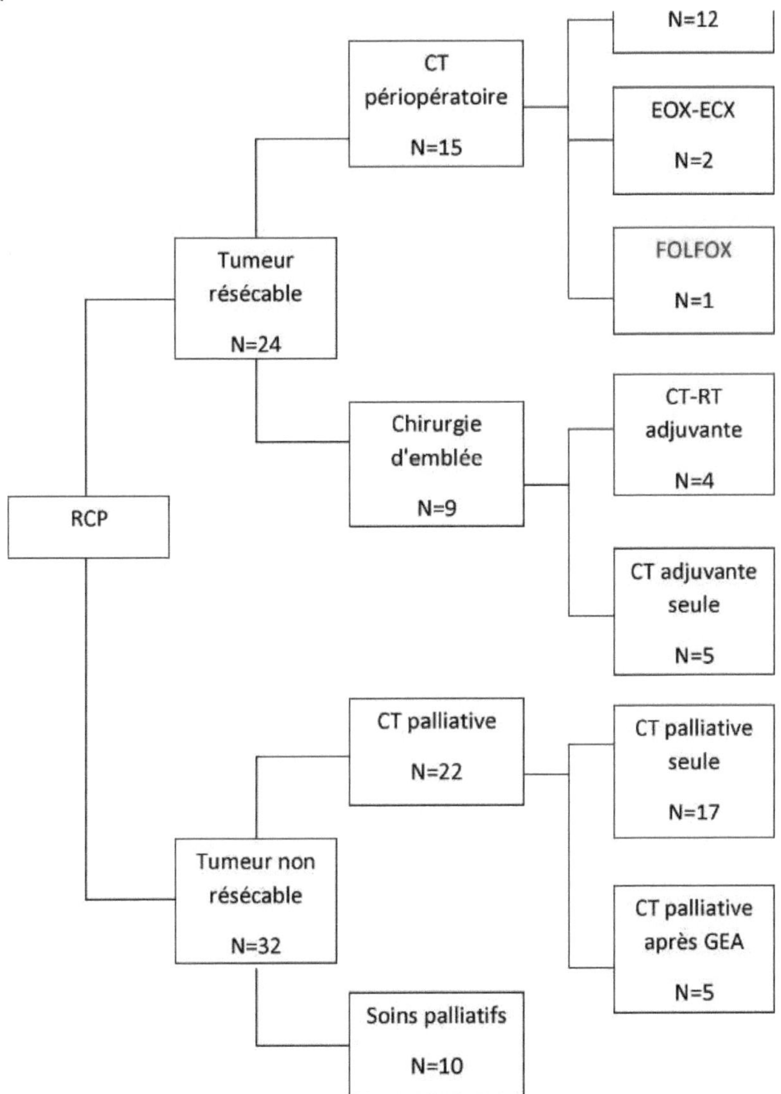

Figura 11: Indicações de tratamento dadas na PCR

IV-2.3. Quimioterapia:

IV-2.3.1. Quimioterapia intra-operatória:

A quimioterapia intra-operatória foi indicada em 15 doentes. O protocolo mais utilizado foi o FLOT (5 Fluorouracil + Leucovorin + Oxaliplatina + Docetaxel) em 12 doentes (80% dos casos), seguido do EOX (Epirrubicina + Oxaliplatina + Capecitabina) /ECX em 2 doentes (13,3% dos casos) que foram tratados em

2015 e 2016 (Tabela XIII).

O número médio de curas foi de três.

Tableau XIII: Distribuição dos doentes de acordo com o protocolo de quimioterapia peri-operatória.

TC intra-operatória	Número	Percentagem
FLOT	12	80%
EOX-ECX	2	13,3%
FOLFOX	1	6,7%
Total	15	100%

A progressão após quimioterapia intra-operatória está resumida na tabela seguinte (Tabela XIV):

Tableau XIV: Distribuição dos doentes de acordo com a resposta à quimioterapia intra-operatória.

quimioterapia operatória.

TC intra-operatória	Número de doentes	Alteração
FLOT	12	Remissão completa: 8 Progressão: 4
EOX-ECX	2	Remissão completa: 1 Progressão: 1
FOLFOX	1	Remissão concluída: 1

IV-2.3.2. Quimioterapia adjuvante após cirurgia de embolia:

IV-2.3.2.1. Quimioterapia adjuvante isolada:

A quimioterapia adjuvante foi utilizada em 5 doentes, ou seja, 21% dos que foram submetidos a cirurgia curativa.

O protocolo utilizado foi o FOLFOX com um número médio de tratamentos de 10.

A progressão após quimioterapia adjuvante isolada foi marcada por remissão completa em 4 doentes e progressão num.

IV-2.3.2.2. Quimio-radioterapia adjuvante:

A radioquimioterapia pós-operatória foi efectuada em 4 doentes (7,1% dos indivíduos). O regime concomitante utilizado foi o de Mac Donald (FUFOL: 5FU-ácido folínico).

A dose padrão de radioterapia foi de 45Gray durante um período de 4 a 5 semanas.

A progressão após quimiorradioterapia adjuvante foi marcada por remissão completa em 3 doentes e progressão num.

IV-2.3.3. Quimioterapia paliativa:

A quimioterapia paliativa foi utilizada em 22 doentes (40%).

Está indicado nos casos de tumores em estádio IV e localmente avançados que não podem ser ressecados.

. Quimioterapia de primeira linha:

A quimioterapia de primeira linha foi indicada e utilizada em 22 doentes (40%).

O protocolo mais frequentemente utilizado foi o EOX (45%), seguido do FOLFOX (14%) e do Xelox (14%) (Figura 12).

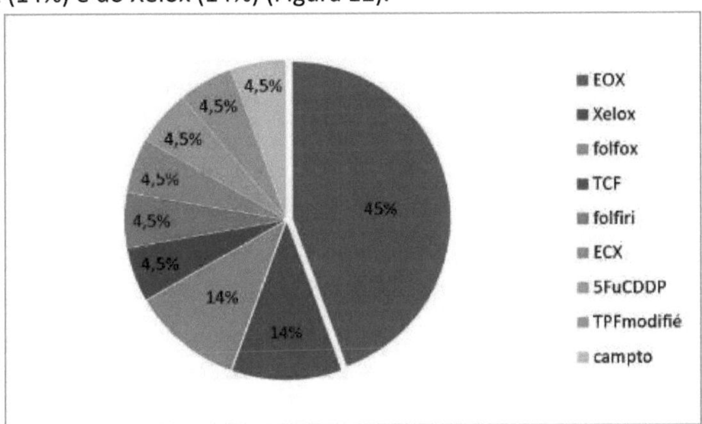

Figura 12: Distribuição dos doentes de acordo com o protocolo de quimioterapia de primeira linha.

A progressão após a quimioterapia de primeira linha está resumida no Quadro XV.

Tableau XV: Distribuição dos doentes de acordo com a resposta à quimioterapia de primeira linha.

Tipo de TC de primeira linha	Número de pacientes	Evolução
EOX	10	Estável=5
XELOX	3	Progresso=17
FOLFOX	3	
TCF	1	
FOLFIRI	1	
ECX	1	
5FUCDDP	1	
Alterações do TPF	1	

Irinotecano	1	

. Quimioterapia de segunda linha:

A quimioterapia de segunda linha foi prescrita e concluída em 9 doentes. A progressão após a quimioterapia de segunda linha está resumida no Quadro XVI.

Tableau XVI: Distribuição dos doentes de acordo com a resposta à quimioterapia de segunda linha

quimioterapia de segunda linha

Tipo de TC de segunda linha	Número de pacientes	Evolução
Docetaxel	5	Estável=2 Progresso=7
Capecitabina	3	
ECX	1	

. Quimioterapia de terceira linha:

A quimioterapia de terceira linha, como o docetaxel (7 ciclos), foi prescrita a um único doente que recebeu quimioterapia de primeira linha, como o FOLFOX, seguida de quimioterapia de segunda linha, como a capecitabina. Este doente faleceu.

. Cuidados paliativos:

Dez doentes só eram elegíveis para cuidados paliativos, 8 dos quais receberam analgésicos de fase III (morfina) e 2 foram submetidos a punções iterativas da ascite.

IV-2.3.4 Toxicidade da quimioterapia:

A astenia foi o sintoma mais frequente.

Os efeitos adversos da quimioterapia estão resumidos na figura seguinte (Figura 13).

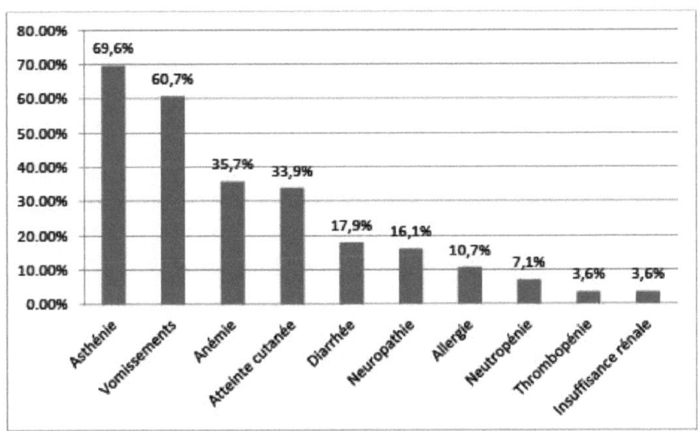

Figura 13: Tolerância à quimioterapia.

Não foi observada toxicidade hepática ou cardíaca.

V- Estudo analítico:

V-1. Sobrevivência global:

A mediana de seguimento no nosso estudo foi de 17,8 meses, com extremos que vão de 1 mês a 69 meses. Dezasseis doentes estavam vivos em resposta, ou seja, 28,6% dos indivíduos, e 22 doentes estavam vivos em evolução, ou seja, 39,3% dos indivíduos. Dos 56 pacientes estudados, 18 morreram, o que representa uma taxa de mortalidade de 32,1%.

A sobrevivência global foi estimada em 44 meses, com um intervalo de confiança de 95% e extremos que variam entre 35 meses e 54 meses.

A sobrevivência aos 5 anos foi de 67,3% (Figura 14).

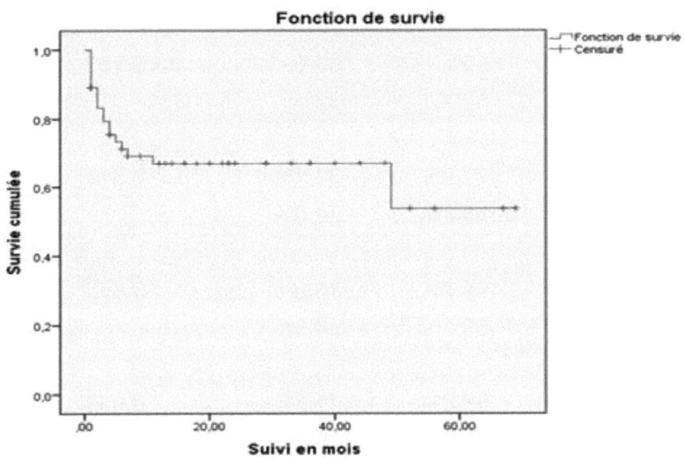

Figura 14: Sobrevivência global.

V-2. Factores preditivos de sobrevivência:

V-2.1. Análise univariada:

V-2.1.1. Factores clínico-biológicos:

A sobrevivência em função dos vários factores clínico-biológicos está resumida no Quadro XVII:

Tabela XVII: Sobrevivência de acordo com os factores clínico-biológicos.

Factores	Sobrevivência aos 5 anos		P
	Sim	não	
Idade			
< 70 anos	75%	25%	**0,001**
>= 70 anos	36,4%	63,6%	
Género			
Mulher	66,7%	33,3%	0,912
Homens	67,7%	32,3%	
Diabetes			
Sim	85,7%	14,3%	0,276
Não	64,6%	35,4%	
História de infeção por HP			
Sim	66,7%	33,3%	0,987
Não	67,7%	32,3%	
História de gastrectomia parcial			
Sim	50%	50%	0,789
Não	68%	32%	
Álcool			
Sim	77,8%	22,2%	0,374
Não	65,2%	34,8%	
Tabaco			
Sim	69,2%	30,8%	0,852
Não	65,5%	34,5%	
AEG			
Sim	58,8%	41,2%	**0,033**
Não	81%	19%	

IMC			
<18,5	66,7%	33,3%	0,728
[18,5-24,9]	61,9%	38,1%	
>= 25	73,9%	26,1%	
Disfagia			
Sim	33,3%	66,7%	0,206
Não	69,2%	30,8%	
Massa epigástrica			
Sim	33,3%	66,7%	**0,016**
Não	71,4%	28,6%	
Ascite			
Sim	30%	70%	**<0,0001**
não	75,6%	24,4%	
Tumor hepático ao exame			
Sim	33,3%	66,7%	**0,001**
Não	73,9%	26,1%	
Gânglio de Troisier			
Sim	100%	0%	0,538
Não	66,7%	33,3%	
Albuminemie			
< 30g/l	0%	100%	**<0,0001**
>= 30g/l	84,2%	15,8%	
Anémia			
Sim	62,2%	37,8%	0,411
Não	77,8%	22,2%	
PRC			
<10g/l	28,6%	71,4%	0,426
>10g/l	25%	75%	
Taxa ACE			
Normal	68,2%	31,8%	0,798
estudante	71,4%	28,6%	
Taxa CA19-9			
Normal	64,7%	35,3%	0,871
estudante	66,7%	33,3%	

Em resumo, a idade, a deterioração do estado geral, a presença de um fígado tumoral, uma massa epigástrica, ascite ao exame e os níveis de albumina foram preditivos da sobrevivência (Figuras 15, 16).

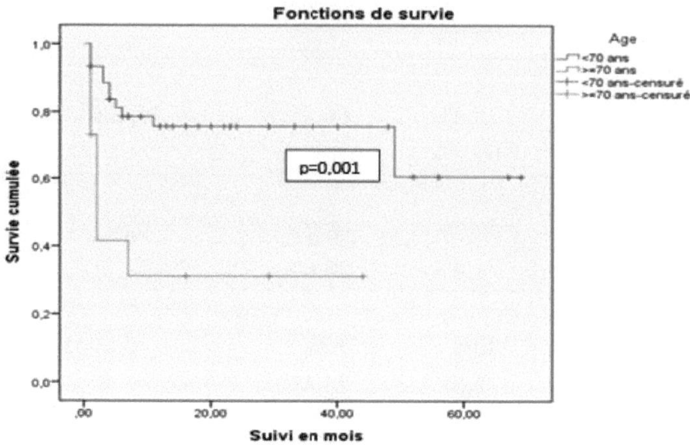

Figura 15: Sobrevivência por idade

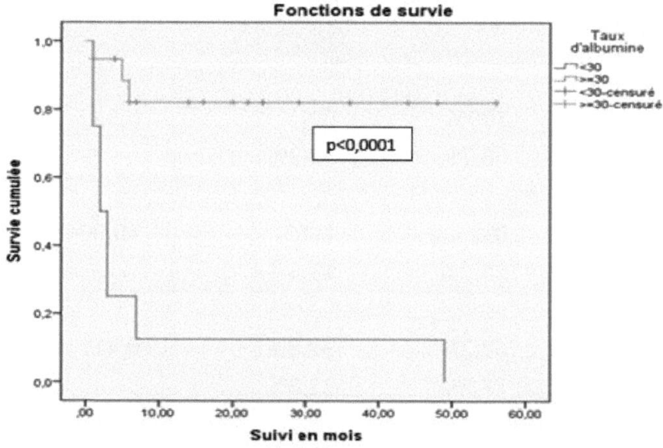

Figura 16: Sobrevivência em função do nível de albumina.

V-2.1.2. Factores endoscópicos:

A variação da sobrevivência de acordo com os dados endoscópicos está resumida no Quadro XVIII:

Tabela XVIII: Sobrevivência de acordo com os dados endoscópicos.

Factores	**Sobrevivência aos 5 anos**		**P**
	Sim	**não**	
Local do tumor			
caverna	76,5%	23,5%	**0,039**

fundo de olho	43,8%	56,2%	
corpo	50%	50%	
cardia	100%	0%	
Aspeto endoscópico			
Ulcero-bourgeonnant	60%	40%	0,419
Ulcero-infiltrante	76,5%	23,5%	
Ulcere	50%	50%	
Estenosante	100%	0%	
Tamanho do tumor			
<5 cm	83,3%	16,7%	0,424
>=5 cm	60%	40%	

Em resumo, a sobrevivência foi influenciada apenas pela localização do tumor (Figura 17).

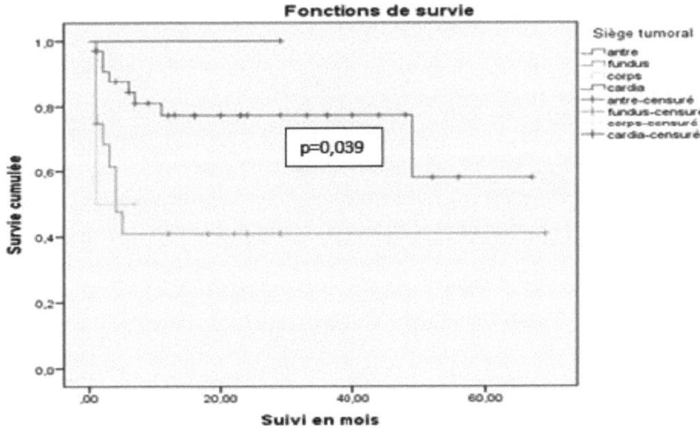

Figura 17: Sobrevivência de acordo com a localização do tumor.

V-2.1.3. Dados de avaliação da extensão:

A variação da sobrevivência em função dos dados de TC está resumida na Tabela XIX:

Tabela XIX: Sobrevivência de acordo com os dados da extensão do trabalho.

Factores	**Sobrevivência aos 5 anos**		**P**
	Sim	**não**	
Espessamento parietal >10 cm <10cm	66% 100%	34% 0%	0,519
Infiltração de gordura			
Sim	59%	41%	0,08
não	86,7%	13,3%	

ADP peri-gástrica Sim	56,1%	43,9%	**0,002**
Não	100%	0%	
Extensão locorregional			
Tumor localizado	100%	0%	**0,007**
Tumor localmente avançado	69,2%	30,8%	
Estado metastático			
M+	44%	56%	**<0,0001**
M-	86,7%	13,3%	

Em resumo, a extensão loco-regional, a presença de adenopatia e o estado metastático foram factores de prognóstico na nossa série (Figuras 18,19,20).

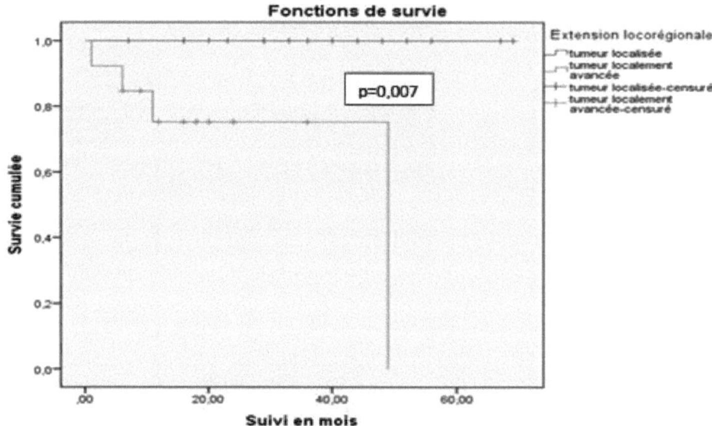

Figura 18: Sobrevivência de acordo com a disseminação loco-regional.

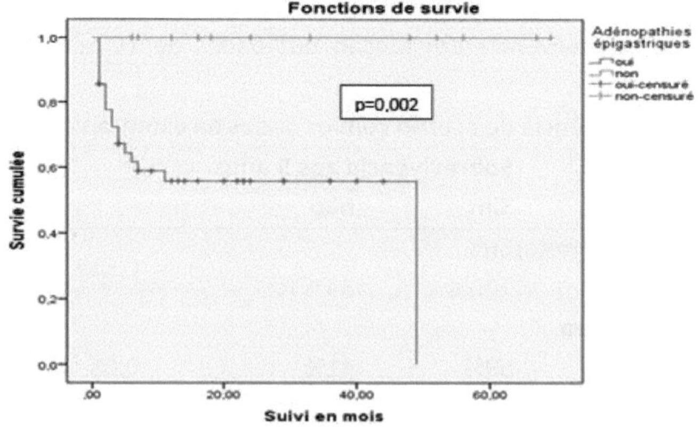

Figura 19: Sobrevivência de acordo com a presença de adenopatia epigástrica.

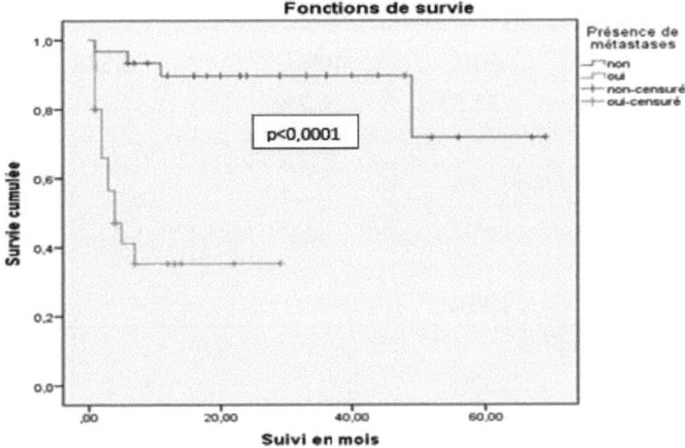

Figura 20: Sobrevivência de acordo com a presença de metástases.

V-2.1.4. Factores relacionados com o procedimento cirúrgico:

A variação da sobrevivência de acordo com o procedimento cirúrgico está resumida no Quadro XX:

Tabela XX: Sobrevivência de acordo com o procedimento cirúrgico:

Fator	**Sobrevivência aos 5 anos**		**P**
	Sim	**não**	
Tipo de gastrectomia			
Gastrectomia total	92,9%	7,1%	0,617
Gastrectomia parcial	100%	0%	
Tipo de limpeza			
D1	100%	0%	0,717
D1,5	90,9%	9,1%	
D2	100%	0%	

Em suma, o procedimento cirúrgico não está associado à sobrevivência.

V-2.1.5. Factores histo-pronósticos:

O impacto dos dados histológicos na sobrevivência na nossa série está resumido na Tabela XXI.

Tabela XXI: Sobrevivência de acordo com os dados histológicos.

Fator	**Sobrevivência aos 5 anos**		**P**
	Sim	**não**	
Presença de células no anel do gatinho Sim	76%	24%	0,312

não	60%	40%	
Grau de diferenciação			
Bom ou médio	60%	40%	0,514
diferença diferença	73,3%	26,7%	
Profundidade de			
T1, T2, T3, T4 infiltração parietal	100%	-	-
Limites do exercício			
R0, R1-2	100%	-	-
Estado dos gânglios linfáticos N-, N+	100%	-	-
Rácio de nódulos linfáticos	100%	-	-
Embolia vascular	100%	-	-
Dormência peri-nervosa	100%	-	
Embolia linfática	100%	-	-

Em resumo, nenhum fator histológico está ligado à sobrevivência.

V-2.1.6. Factores relacionados com o tratamento adjuvante, neoadjuvante e paliativo:

A variação na sobrevivência de acordo com o tratamento adjuvante, neoadjuvante e paliativo está resumida no Quadro XXII.

Tabela XXII: Sobrevivência de acordo com o tipo de quimioterapia

Fator	**Sobrevivência aos 5 anos**		**P**
	Sim	**não**	
Quimioterapia neoadjuvante			
Sim	88,2%	11,8%	
não	57,9%	42,1%	**0,02**
Quimioterapia adjuvante			
Sim	87%%	13%	
não	53,1%	46,9%	**0,001**
Quimioterapia paliativa			
Sim	85%	15%	
não	86,4%	13,6%	0,367

Em resumo, o tratamento neoadjuvante e adjuvante foram factores de prognóstico na nossa série (Figuras 21 e 22).

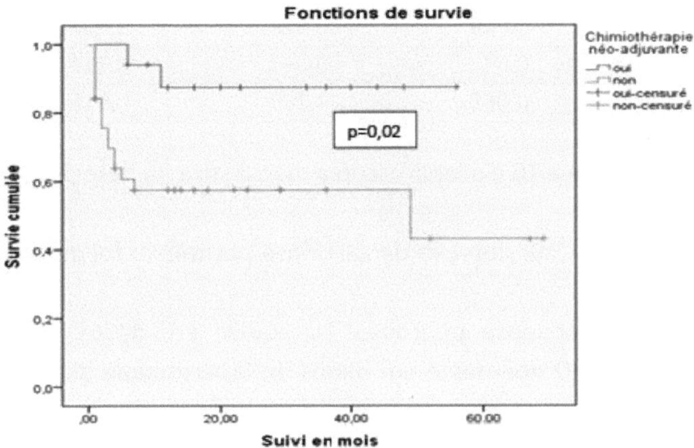

Figura 21: Sobrevivência de acordo com o tratamento neoadjuvante.

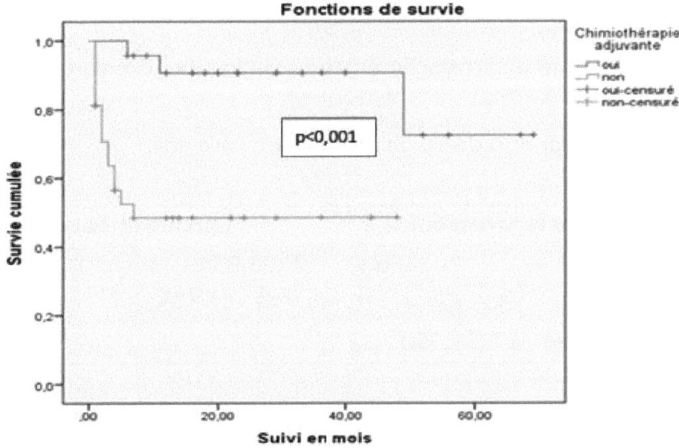

Figura 22: Sobrevivência de acordo com o tratamento adjuvante.

V-2-2. Análise multivariada:

Os resultados da análise multivariada dos factores de prognóstico para a sobrevivência global estão resumidos no Quadro XXIII:

Tabela XXIII: Análise multivariada dos factores de prognóstico para a sobrevivência global.

sobrevivência.

Variáveis	P	RH	IC 95%
Idade	<0,0001	11,955	3,248-43,997

Lesão de órgãos vizinhos T4	0,034	0,296	0,096-0,913
Carcinose peritoneal	0,03	0,281	0,089-0,887
TAC adjuvante	0,016	6,528	1,428-29,849
Metástases pulmonares	0,07	0,348	0,111-1,090
TAC neoadjuvante	0,065	4,160	0,915-18,908

V-3: Correlação entre a TC e a laparoscopia diagnóstica na deteção de carcinose peritoneal:

O desempenho da TC na deteção de carcinose peritoneal foi estudado em 22 doentes.

O diagnóstico de carcinose peritoneal baseou-se em dados de tomografia computorizada em 10 doentes e em dados de laparoscopia diagnóstica em 5 doentes.

Em termos de diagnóstico positivo de carcinose peritoneal, a TC teve um VPP=67% e um VPN=84%, com uma sensibilidade e especificidade de 40% e 94%, respetivamente.

O quadro XXIV resume a correlação entre os dados da TC e da laparoscopia de diagnóstico.

Quadro XXIV: Desempenho da TC na deteção de carcinose carcinose

		Carcinose laparoscópica +	Carcinose-	Total	P
TAC	Carcinose +	2 (66,66%)	1 (33,33%)	3	
	Carcinose -	3 (15,8%)	16 (84,2%)	19	0.051
Total		5 (22,72%)	17 (77,3%)	22	

IV Discussões

I- Caraterísticas epidemiológicas:

I-1 Frequência:

O cancro do estômago é o quinto tumor maligno mais comum no mundo em 2020, com 1 089 103 novos casos, ou seja, 5,6% de todos os cancros [1]. É a quarta causa mais comum de morte por cancro, com 768.793 mortes por ano, ou seja, 7,7% de todas as mortes por cancro [1].

Em 2020, as taxas de incidência mais elevadas foram observadas na Ásia Oriental, na Europa Central e na Europa de Leste [2,4], enquanto as taxas mais baixas foram registadas na África do Sul e na América do Norte [4].

Registou-se uma redução das taxas de incidência e de mortalidade ao longo do último meio século, com uma diferença entre os países em desenvolvimento e os países desenvolvidos. Este facto pode ser explicado pela melhoria das condições de higiene e conservação saudável dos alimentos (refrigeração), pelo maior consumo de vegetais e frutas frescas e pela erradicação do Helicobacter Pylori, que é o fator de risco mais importante [4,6].

No entanto, estudos recentes mostraram um aumento da incidência em indivíduos com menos de cinquenta anos, tanto em países de baixo como de alto risco [7], o que pode ser explicado pelo aumento do uso de antibióticos e antiácidos na população mais jovem [4,8].

Na Tunísia, de acordo com o registo nacional do cancro, registaram-se 701 casos de cancro do estômago entre 2007 e 2009, com uma relação de 1,6 entre os sexos. A idade média é de cerca de 60 anos para ambos os sexos. A taxa de incidência foi de 6,2/100.000 nos homens e de 3,7/100.000 nas mulheres [3]. Entre 1994 e 2009, registou-se uma tendência decrescente para ambos os sexos, com uma variação percentual anual média de -2,4% para os homens e -2,1% para as mulheres [3].

Na nossa série, observámos um aumento da incidência entre 2015 e 2019 (29% dos indivíduos foram diagnosticados em 2019), seguido de uma tendência decrescente. O aumento da incidência pode ser explicado pelo aumento da atividade no nosso serviço após a abertura do serviço de oncologia em 2015.

I-2. Idade e género:

A incidência do cancro gástrico aumenta com a idade, com uma idade média de diagnóstico de 70 anos [2,10,11] e cerca de 10% dos adenocarcinomas gástricos são detectados antes dos 45 anos [12].

A incidência é duas vezes mais elevada nos homens do que nas mulheres, com 719500 (15,8 por 100 000 habitantes) e 369600 (7 por 100 000) novos casos por ano, respetivamente [1,2].

No nosso estudo, de acordo com os estudos tunisinos [3,13,14], a idade média foi de 57 anos.

No nosso estudo, o rácio entre os sexos M/F foi de 1,24. Este valor é próximo do encontrado no registo do Norte da Tunísia, que é de 1,6 [3].

O cancro gástrico na população jovem representa uma entidade rara com uma percentagem de 2,7% a 15% [12]. Dependendo do estudo, a idade limite que define esta entidade varia entre os 40 e os 45 anos [12]. Apresenta várias particularidades como o predomínio do sexo feminino, o predomínio do tipo difuso e pouco diferenciado e um mau prognóstico com diagnóstico em fase precoce [12].

No nosso estudo, 10% dos indivíduos (6 doentes) tinham idade inferior a 40 anos, com predomínio de tipos de cancro ligeiramente diferentes (4 em 6 doentes), ou seja, 66,66%, o que está de acordo com a literatura [12]. No entanto, não se verificou um predomínio do sexo feminino, dado o reduzido número de indivíduos jovens.

I-3 Factores de risco :

. Infeção por HP:

Em 1994, a OMS classificou a infeção por HP como um agente causador de cancro de classe I [11]. É o fator de risco mais importante para o cancro gástrico [15], com um risco relativo entre 2 e 6 em pacientes infectados com HP [16].

O HP é uma bactéria gram-negativa, descoberta em 1984 por Marshall e Warren [17], que infecta cerca de 4,4 mil milhões de pessoas, mais de metade da população mundial, e é responsável por 75% dos tumores gástricos distais [17].

A infeção ocorre geralmente na infância através da transmissão oral-humana ou fecal-oral [17], e quanto mais cedo ocorrer, maior é o risco de cancro gástrico [18]. Induz uma reação inflamatória que, de acordo com a sequência de Correa: gastrite crónica, atrofia, metaplasia intestinal e displasia, é um fator principal na transformação maligna [16].

Foram propostos vários mecanismos para descrever a carninogénese e a inflamação induzidas pelo HP. Após a adesão às células epiteliais gástricas, vários antigénios do HP, como lipoproteínas, polissacáridos, ADN e ARN, ligam-se aos receptores TRL nas células gástricas e promovem a libertação de citocinas pró-inflamatórias [17], DNA e RNA ligam-se aos receptores TRL nas células gástricas e promovem a libertação de citocinas pró-inflamatórias [17], pelo que a mucosa gástrica é infestada por neutrófilos e células mononucleares, resultando na produção de radicais livres responsáveis por mutações e danos no DNA que desactivam os genes supressores de tumores [17], pelo que a infeção por HP é responsável por quebras de cadeia dupla do DNA (DSB: quebras de cadeia dupla) por mecanismos dependentes de CagA (gene A associado à citotoxina) e independentes de CagA [19]. As DSB não reparadas induzem a apoptose ou a morte celular, enquanto o mau tratamento das DSB conduz a vários tipos de mutação, incluindo a inserção, a eliminação e a translocação, resultando na instabilidade do genoma que promove a carcinogénese [20].

O cancro gástrico é, por conseguinte, considerado uma doença do genoma da célula hospedeira [19].

A infeção por H. pylori é mantida por factores de virulência como cagA, VacA, DupA, OipA e GGT [17].

As estirpes cagA-positivas estão associadas a um risco mais elevado de cancro gástrico do que as estirpes cagA-negativas. A proteína cagA é injectada na célula hospedeira pelo sistema de secreção do tipo IV (T4SS), sofre uma fosforilação da tirosina na região C-terminal denominada EPIYA (17) e liga-se depois no interior da célula à proteína tirosina fosfatase SHP2. A interação CagA-SHP2 ativa aberrantemente a SHP2, desregulando assim a sinalização Ras - ERK [19] . Induz, assim, uma alteração das polaridades celulares e conduz ao desenvolvimento do adenocarcinoma gástrico [21].

Na nossa série, a infeção por HP foi encontrada em 24 pacientes (46%), 16 dos quais (67%) tinham uma localização no antro, o que é consistente com a literatura [17].

.EBV:

O EBV está presente em cerca de 10% dos cancros gástricos, mas não há provas suficientes para confirmar o seu papel etiológico na carcinogénese do cancro gástrico, dada a dificuldade de eliminar o papel do HP. O ADN deste vírus está presente na célula tumoral sob a forma monoclonal [22].

Na nossa série, o vírus EBV não foi testado.

. Gastrite atrófica crónica associada à infeção por HP:

A gastrite atrófica crónica caracteriza-se por uma perda de glândulas mucosas no antro ou no fundo [23], substituídas por glândulas imaturas do tipo intestinal ou colónico: trata-se de metaplasia intestinal [23]. A propagação ocorre do antro para a cárdia, responsável pela secreção defeituosa de HCL, fator intrínseco e células G antrais, que promovem a formação de cancerígenos como o acetaldeído e nitrosaminas, bem como a má absorção de vitamina B12 e folatos responsáveis por danos no ADN por alteração do ciclo de metilação da célula epitelial [24].

O risco de desenvolver cancro gástrico é 5 a 6 vezes maior do que na população em geral e 2 vezes maior do que em indivíduos com gastrite HP não atrófica [24].

Um estudo prospetivo de Uemura et al mostrou que o risco relativo de cancro gástrico era de 1,7 (IC 95%: 0,8-3,7) na gastrite atrófica moderada e de 4,9 (IC 95%: 2,8-19,2) na gastrite atrófica grave [25].

Na nossa série, 20 doentes (38%) apresentavam lesões de gastrite crónica atrófica, predominando o antro em 15 doentes (75%) e o fundo em 5 doentes (25%).

75% das lesões de gastrite atrófica crónica estão ligadas ao HP.

Anemia de Biermer:

A anemia de Biermer é uma doença rara, com uma prevalência inferior a 1% na população em geral e de 2% a 3% nos idosos (> 65 anos), com predomínio do sexo feminino (rácio feminino/masculino igual a 2).

Em 2021, a Associação Americana de Gastroenterologia considerou a anemia de Biermer como a fase avançada da gastrite autoimune caracterizada por anemia megaloblástica associada à deficiência de vitamina B12 e outras doenças auto-imunes com atrofia endoscópica predominante no corpo gástrico e ausência de HP na histologia. A vigilância endoscópica nestes doentes continua a ser questionável [26].

No nosso estudo, não registámos nenhum caso de doença de Biermer.

. Úlcera gástrica crónica:

A OMS retirou as úlceras da lista de lesões pré-cancerosas porque a metaplasia intestinal é detectada em 65% dos doentes na fase inicial e está quase sempre presente nas úlceras gástricas [27]. Estudos recentes demonstraram que o cancro da úlcera é raro e que apenas 2% dos doentes com úlcera desenvolverão uma transformação maligna [27].

Hansson et al mostraram que, entre 29 287 pacientes (17073 homens e 12214 mulheres) com úlceras gástricas, 782 pacientes (490 homens e 292 mulheres) desenvolveram cancro gástrico com uma taxa de incidência de 4,3 (intervalo de confiança de 95% 4,0 a 4,6) e que a úlcera gástrica está associada a um maior risco de cancro gástrico em indivíduos jovens com menos de 50 anos de idade do que nos indivíduos com mais de 70 anos de idade e nas mulheres [28].

No nosso estudo, o antecedente de úlcera gástrica foi encontrado em 14

doentes (25% dos indivíduos) com uma distribuição idêntica entre os dois sexos (7 homens e
7 mulheres), e a presença de lesões de gastrite atrófica crónica em 49% dos casos (6 doentes). Foram encontrados antecedentes de ulceração gástrica em 11 pacientes com menos de 70 anos, ou seja, 20% da população, e em 3 pacientes com mais de 70 anos, ou seja, 5%.

Gastrectomia parcial:

O cancro do coto gástrico foi descrito por Balfour em 1922 e representa 1% a 8% dos cancros gástricos, com um risco relativo significativo após um período de latência de 15 anos [29].

Os principais factores de risco são o refluxo duodeno-gástrico responsável pela metaplasia intestinal e a desnervação gástrica responsável pela hipocloridria, embora o papel da HP permaneça controverso [30].

Sinning et al. demonstraram que os doentes submetidos a ressecção gástrica distal têm um risco 4 a 7 vezes maior de desenvolver cancro no coto gástrico e que os homens têm um risco 4 a 9 vezes maior do que as mulheres [31].

Na nossa série, 2 doentes submetidos a gastrectomia parcial por úlcera gástrica desenvolveram ADK do coto. Ambos os pacientes eram do sexo masculino. O período de latência foi de 32 anos e 35 anos, respetivamente.

I-3 Diabetes e resistência à insulina :

Uma meta-análise recente de Guo et al, publicada em 2022, mostrou que o risco de cancro gástrico era 46% e 14% mais elevado nos diabéticos de tipo 1 e de tipo 2, respetivamente, do que nos não diabéticos [32], Os possíveis mecanismos deste risco são a resistência à insulina com hiperinsulinemia e o papel do fator de crescimento IGF I na inibição da síntese hepática de SHBG (proteína de ligação às hormonas sexuais), uma proteína que se liga aos esteróides sexuais no plasma, resultando na proliferação celular e na inibição da apoptose [33]. No entanto, uma meta-análise recente de Dabo et al publicada em 2021, com base em dados do projeto SToP (Stomach Cancer Pooling Project), concluiu que não existe associação entre a diabetes tipo 2 e o cancro gástrico com um OR de 1,01 (95% CI, 0,94-1,07) [34].

No nosso estudo, 13% dos indivíduos eram diabéticos, embora o tipo de diabetes não tenha sido mencionado nos registos.

I-4. Antecedentes pessoais e familiares de cancro:

As formas hereditárias mais conhecidas de cancro gástrico são a síndrome de Lynch e o cancro gástrico difuso CGD [9]: O síndroma de Lynch resulta de mutações constitucionais nos genes de reparação de *desfasamento* do ADN

(MMR), O cancro gástrico difuso hereditário (CGD) resulta, em 50% dos casos, de uma mutação no gene CDH1, que codifica a E-caderina, uma proteína transmembranar responsável pela adesão celular e manutenção da morfologia normal dos tecidos. A sua incidência varia entre 5 e 10 por 100.000 e representa 1% a 3% dos tumores gástricos familiares, com um risco de mais de 80% de cancro gástrico [22,35].

O International Gastric Cancer Linkage Consortium IGCLC definiu os critérios de diagnóstico do cancro gástrico CGD de tipo difuso [9] (Anexo 8) e, tendo em conta o risco acrescido de carcinoma lobular infiltrante da mama CLI em caso de mutação do gene CDH1, os critérios para o estudo do gene CDH1 foram actualizados em 2020 [9] [35] (Anexo 9). Uma vez comprovada a mutação CDH1, deve ser proposta uma gastrectomia total profiláctica entre os 20 e os 30 anos [35].

No nosso estudo, contrariamente à literatura [35], 19 doentes (34%) com uma idade média de 54 anos, tinham uma história familiar de cancro em parentes de 1º grau sem especificar a idade de início. Suspeitou-se de síndrome de Lynch em 4 doentes (7,1%) com história de cancro colorrectal. Uma vez que não foram mencionados testes ou investigações genéticas nos nossos processos, não podemos confirmar a presença de cancro hereditário na nossa série.

I-5.hábitos:

O tabaco:

Em 2002, a Agência Internacional de Investigação sobre o Cancro (IARC) classificou o tabaco como agente cancerígeno [36]. De acordo com vários estudos, o risco relativo é estimado entre 1,3 e 1,7, mas o mecanismo responsável ainda não é claro [37]. Embora a nicotina não seja cancerígena, está associada a uma redução da expressão da E-caderina e promove o crescimento de células cancerígenas gástricas através da estimulação da angiogénese [38].

Um estudo prospetivo realizado por Freedman et al relatou um risco mais elevado no caso do cancro cardíaco (HR = 2,86; IC 95%, 1,73-4,70) [39].

No nosso estudo, 27 doentes, ou seja, 48% dos indivíduos, eram fumadores (média de 33 PA), com predomínio de indivíduos com mais de 60 anos (40%).

Álcool:

Em 2007, a Agência Internacional de Investigação do Cancro (IARC) classificou o acetaldeído como um agente cancerígeno do grupo 1 [40].

O etanol é convertido pela álcool desidrogenase e pelo citocromo P450 em acetaldeído, que promove mutações pontuais e altera a reparação do ADN, conduzindo à metaplasia intestinal [40].

Um estudo japonês realizado por Tamura et al concluiu que o risco de cancro gástrico é dependente da dose e que este risco é mais elevado nos homens do que nas mulheres e nos casos de localização proximal [41].

Na nossa série, 16% dos indivíduos consumiram álcool. O tipo e a quantidade de álcool consumido não foram referidos.

- Sais e nitrosaminas:

Durante muito tempo, o sal foi o único meio de conservar os alimentos e, desde 1959, tem sido considerado um possível fator de risco no desenvolvimento do cancro gástrico [42], o que aumenta a colonização e a virulência do H pylori.

[43], e promove o efeito cancerígeno dos compostos N-nitroso MNNG: metilnitronitrosoguanidina e MNU N-nitroso-N-metilureia, que aumentam essencialmente o risco de cancro gástrico distal [11,44].

Uma meta-análise realizada por D'Elia et al. mostrou uma associação dose-dependente entre o consumo de sal e o desenvolvimento de cancro gástrico [44].

No nosso estudo, o consumo de sal não foi quantificado.

II- Caraterísticas clínicas:

II-1. Circunstâncias da descoberta:

No nosso estudo, os sintomas de apresentação mais comuns foram a dor epigástrica em 86% dos casos e a alteração do estado geral em 61% dos casos, o que é consistente com a literatura [45]. Estes dois sintomas não são específicos desta doença.

A disfagia é observada nos casos de localização proximal, enquanto o vómito é observado nos casos de envolvimento pilórico [45].

No nosso estudo, a disfagia esteve presente em 5% dos casos, devido à raridade do envolvimento proximal nos nossos doentes, e os vómitos em 36% dos casos.

De acordo com estudos, a hemorragia digestiva é registada em 20% dos casos [9].

Na nossa série, a anemia esteve presente em 41% dos casos e a hemorragia digestiva em 11%.

II-2. Dados do exame físico:

O exame físico é geralmente mau na altura do diagnóstico. No nosso estudo, foi encontrada uma massa epigástrica em 11% dos casos, um gânglio linfático de Troisier em 2% dos casos, ascite em 18% dos casos, hepatomegalia

metastática nodular em 16% dos casos e uma massa vaginal no caso de metástases ováricas ou tumor de Krukenberg em nenhum dos casos (0%) [9].
A escala de desempenho da OMS é utilizada para avaliar o estado geral dos doentes e as actividades da vida diária. Um índice de desempenho >= 2 foi encontrado em 11 doentes (20%), enquanto 45 doentes (80%) tinham uma pontuação < 2.
Existem vários síndromes paraneoplásicos (síndrome de Trousseau, acantose nigricans, queratose seborreica difusa, anemia hemolítica, nefropatia). São raramente inaugurais e ocorrem após um longo curso de cancro [43].
Não foi detectada qualquer síndrome paraneoplásica na nossa série.
III- Caraterísticas endoscópicas:
A endoscopia esogástrica associada a múltiplas biópsias (mínimo de 10) permite diagnosticar o adenocarcinoma gástrico em mais de 95% dos casos e especificar a localização do tumor, o seu aspeto macroscópico e a sua distância em relação às arcadas dentárias, ao piloro e à cárdia (consenso dos peritos) [9].
No caso da linite gástrica, as biópsias têm uma sensibilidade de 50%, sendo suposto que as biópsias de poço atinjam a submucosa, biópsias em ansa ou uma biópsia sob ultra-sons endoscópicos, enquanto que no caso de tumores superficiais, o número de biópsias é limitado para reduzir a ocorrência de fibrose, que pode comprometer o tratamento endoscópico [9].
Vários estudos observaram o predomínio do aspeto ulcero-burgundoniano (57%- 66%) [46,47].
No nosso estudo, em consonância com a literatura, o aspeto ulcero-burgóide foi predominante em 56,6% dos casos.
Nas séries tunisinas, há uma predominância da localização antral (50-55%) [3,13].
Em nossa casuística, nossos números estão de acordo com a literatura, com 63% dos casos ocorrendo na região antral, contra 3,5% na região cardíaca.
[2]Uma meta-análise realizada por Yang et al. mostrou que os indivíduos obesos com um IMC >30 kg/m têm um risco relativo de 2,06 (95% CI 1,63-2,61) de desenvolver cancro cardíaco [48].
[2]Na nossa série, os 2 doentes com tumores proximais tinham um IMC > 30 kg/m .
O cancro no coto após gastrectomia parcial representa entre 1% e 8% dos cancros gástricos [11], com um risco que aumenta 4 a 7 vezes após um período de latência de 10 a 15 anos [48].
No nosso estudo, de acordo com a literatura [48], 4% dos indivíduos

desenvolveram cancro no coto gástrico, com uma média de idades de 49 anos, na região da anastomose cirúrgica, mas com um atraso médio superior de 33 anos.

IV- Caraterísticas histológicas:

O adenocarcinoma gástrico representa mais de 90% dos cancros do estômago

A classificação de Lauren é a mais frequentemente utilizada (Anexo 10): A forma intestinal é caracterizada por células bem diferenciadas que formam túbulos bem desenvolvidos com a presença de muco e afecta predominantemente o estômago distal de homens mais velhos. 20% dos tumores deste tipo têm receptores HER2 sensíveis à imunoterapia, enquanto a forma difusa se caracteriza por uma proliferação celular pouco diferenciada e não organizada, que forma túbulos pouco desenvolvidos e se infiltra na parede gástrica. É observada principalmente em indivíduos jovens e afecta principalmente o estômago proximal [49].

A Organização Mundial de Saúde (OMS) elaborou uma classificação que descreve 7 tipos histológicos (Anexo 11).

A linite gástrica caracteriza-se por uma forma infiltrativa e pela presença de células em anel de gatinho independentes num estroma fibroso [50]. É responsável por 3 a 19% dos cancros gástricos com uma idade média entre 47 e 63 anos [51] e predomina em mulheres e jovens [50,52].

No nosso estudo, os tumores com células em anel de gatinho representaram 45%. Este valor é semelhante ao registado em estudos tunisinos, que se situa entre 35% e 55% [53].

Na nossa série, de acordo com a literatura [51], 5,6% dos indivíduos apresentaram linite gástrica.

V- Caraterísticas radiológicas:

. Tomografia computorizada torácica-abdominal-pélvica:

É um exame essencial, com ou sem injeção intravenosa de contraste, que confirma a presença do tumor, avalia a sua extensão parietal e linfonodal, procura invasão de órgãos vizinhos (pâncreas+++) e avalia a ressecabilidade do tumor, bem como procura localizações hepáticas e pulmonares (recomendação grau C) [9].

No entanto, embora este exame seja específico, não é suficientemente sensível para avaliar a carcinose peritoneal, daí a importância da laparoscopia exploratória na avaliação pré-terapêutica [9].

Uma meta-análise de Nie et al publicada em 2017 mostrou que o desempenho da TC para avaliar a extensão parietal e dos gânglios linfáticos é inferior ao da ecografia endoscópica. A sensibilidade da TC para determinar o estádio T1 e o envolvimento dos gânglios linfáticos N foi de 41% e 77%, respetivamente, enquanto a da ecografia endoscópica foi de 82% e 91%, respetivamente. As especificidades da TC e da ecografia endoscópica foram de 63% e 49%, respetivamente. No entanto, não houve diferença significativa para os estádios T2-4 entre estes dois exames [54].

De acordo com vários estudos, a classificação da TC é subestimada em comparação com a classificação pTNM, o que explica as laparotomias desnecessárias [55].

Nenhum dos 24 doentes operados com objectivos curativos desenvolveu carcinose peritoneal ou metástases hepáticas ou ováricas no intra-operatório.

. Eco-endoscopia:

A eco-endoscopia é utilizada para determinar o envolvimento parietal perigástrico (T) e dos gânglios linfáticos (N).

Uma meta-análise realizada por Kwee et al. demonstrou que a ecografia endoscópica, a TC e a RMN tiveram resultados semelhantes em termos de exatidão, sensibilidade e especificidade no que diz respeito à extensão parietal (T) e que a ecografia endoscópica teve um bom desempenho na descrição dos estádios T e N, com uma exatidão que varia entre 65% e 92% e 50% e 95%, respetivamente [55].

De acordo com o Digestive Thesaurus 2023, as indicações para a ecografia endoscópica são [9]:

- Suspeita de linite com hipertrofia das pregas, sem evidência histológica (recomendação: grau C)
-No caso de linite, avaliar a extensão ao esófago, piloro ou duodeno.
-Para todas as lesões superficiais, para determinar a indicação para tratamento endoscópico por mucosectomia ou dissecção submucosa.
- Utilizado para definir o estádio usTN num doente com um tumor operável não metastático que é candidato a tratamento neoadjuvante (acordo de peritos).

Para os tumores que são cT3 ou cT4 na TC, pode ser indicada quimioterapia neoadjuvante, pelo que a ecografia endoscópica é desnecessária neste caso.

Na nossa série, não foi realizada ecografia endoscópica devido à indisponibilidade deste exame.

Ecografia abdominal:

A ecografia abdominal não é recomendada para a avaliação do cancro gástrico (44).

Caracteriza as lesões hepáticas reveladas pela TC (acordo de peritos) e demonstra as lesões de carcinose peritoneal por sinais diretos (nódulos) ou indirectos (derrame peritoneal mínimo) [9].

Uma meta-análise de Zhang et al, publicada em 2021, mostrou que a precisão e a sensibilidade da ecografia abdominal para o cancro avançado eram de 79,7% e 98,6%, respetivamente, ao passo que para o cancro precoce a precisão e a sensibilidade eram de 38,7% e 61,2%, respetivamente. Este estudo concluiu que a ecografia abdominal é considerada uma ferramenta de diagnóstico complementar da TC e da ecografia endoscópica [56].

No nosso estudo, 30% dos indivíduos foram submetidos a ecografia abdominal. A sua utilização pode ser explicada pelo facto de estar disponível, ser inócua e pouco dispendiosa. No entanto, é um exame operador-dependente.

. Laparoscopia exploratória:

A laparoscopia exploratória é útil no caso de um tumor T3-T4 e no caso de cancro gástrico difuso, e pode ser utilizada para procurar carcinose peritoneal (acordo de peritos) [9].

Um estudo prospetivo de Borgstein et al, publicado em 2021, demonstrou uma melhor precisão diagnóstica da laparoscopia exploradora na deteção de metástases hepáticas e peritoneais (92,6%), uma sensibilidade de 76,6% e uma especificidade de 100%, com um valor preditivo positivo de 100% e um valor preditivo negativo de 90,3% [57]. Isto evita laparotomias desnecessárias em 8,5% a 59,6% dos casos [58].

No nosso estudo, foi efectuada laparoscopia exploratória em 22 doentes e concluiu-se que 5 doentes (23%) preenchiam os critérios de irressecabilidade.

As indicações e contra-indicações para a laparoscopia, de acordo com a Sociedade Americana de Cirurgiões SAGES, estão resumidas no quadro abaixo [59]:

Tabela: Indicações e contra-indicações para a laparoscopia de estadiamento de acordo com a sociedade americana de cirurgiões SAGES

Indicações:

- Doentes com cancro em estádio T3-T4, N0 e M0 em imagens pré-operatórias de alta qualidade

Contra-indicações:

- Tumores com complicações que requerem cirurgia paliativa: obstrução, hemorragia e perfuração

- Tumores em fase inicial T1-T2 que podem ser ressecados por via endoscópica

endoscopicamente

- **Cirurgia abdominal superior anterior com aderências graves**

Transit-oeso-gastro-duodenal (TOGD):

O trânsito eso-gastro-duodenal é muito pouco utilizado desde a melhoria da tomografia computorizada. Já não é recomendado devido aos seus falsos negativos, que podem ultrapassar os 50% [9], embora o aparecimento de um tubo rígido seja sugestivo de linite gástrica.

No nosso estudo, este teste não foi efectuado.

VI- Factores de prognóstico no cancro gástrico:

. Mortalidade:

O prognóstico do cancro gástrico é melhor nos países da Ásia Oriental, com uma taxa de sobrevivência de 5 anos entre 50% e 60%, mas continua a ser mau nos países ocidentais, com uma taxa de sobrevivência de 5 anos entre 8% e 26% [60].

. Sobrevivência:

Após tratamento cirúrgico, a sobrevivência a 5 anos no estádio III varia entre 18% e 50% [61], o que está de acordo com os nossos resultados (sobrevivência a 5 anos no estádio III de 39,8%).

VI-1. Factores de prognóstico epidemiológico:

-Idade:

A idade é um fator controverso.

Em alguns estudos, a idade mais jovem foi um fator de mau prognóstico. Este facto é atribuído ao diagnóstico tardio e à frequência do tipo pouco diferenciado com uma invasão metastática mais rápida [62] [63].

No entanto, Liang et al mostraram uma melhor sobrevivência em doentes mais jovens e que a idade >= 70 anos era um fator de prognóstico independente. Este facto é explicado por um tumor de maiores dimensões, pela frequência da localização proximal e pela dissecção limitada dos gânglios linfáticos [64].

Outros estudos não encontraram diferenças na sobrevivência entre indivíduos jovens e idosos [64,65].

No nosso estudo, de acordo com os resultados de vários estudos [66,67], a idade >= 70 anos foi associada a uma maior mortalidade.

- Género:

Os estudos divergem quanto ao papel prognóstico do sexo feminino [68].

Alguns estudos demonstraram que o sexo feminino está associado a uma melhor sobrevivência [67,69], o que pode ser explicado por uma maior esperança de vida nas mulheres [67]. Outros estudos concluíram que o sexo feminino é um fator de mau prognóstico [70].

Na nossa série, de acordo com vários estudos [71], o género não foi um fator de prognóstico.

-Hábitos:

-Fumador:

Alguns estudos identificaram o tabagismo como um fator de prognóstico no cancro gástrico [37].

No nosso estudo, o tabagismo não foi associado a um excesso de mortalidade.

- História de úlcera gástrica:

Um estudo de Chau et al. demonstrou que o tamanho da úlcera era um fator de prognóstico [72].

Na nossa série, a úlcera gástrica antecedente foi um fator de prognóstico.

-História da diabetes:

Vários estudos demonstraram que a diabetes tipo II está associada a uma maior incidência de progressão tumoral:

Um estudo recente de Matsui et al, publicado em 2022, encontrou uma associação significativa entre a diabetes e a sobrevivência [73].

Chen et al demonstraram que a diabetes tipo II é um fator independente na extensão avançada dos gânglios linfáticos (estádio N3), o que constitui uma porta de entrada para a disseminação à distância [74].

Wu et al mostraram que a hiperglicemia desestabiliza o supressor de tumores TET-2 e desregula os níveis de 5-hidroximetilcitosina (5hmC) através da inibição da fosforilação mediada pela AMPK (cinase) na serina 99. Esta fosforilação é protegida pela metformina. Isto resulta na estabilidade do supressor TET-2 e num aumento dos níveis de 5hmc, o que reduz a progressão do tumor [75].

Na nossa série, a diabetes não foi um fator de prognóstico.

V História familiar:

A história familiar de cancro gástrico continua a ser um fator de prognóstico controverso:

O Centro Nacional do Cancro da Coreia demonstrou que os indivíduos com uma história familiar de cancro gástrico têm um melhor prognóstico [76], embora outros estudos tenham demonstrado o contrário [77,78]. Este facto pode ser explicado pelo papel do rastreio.

Na nossa série, não podemos discutir a presença de cancros hereditários, uma vez que não foram efectuados testes genéticos.

V I-2. Factores de prognóstico clínico:

Vários estudos não identificaram quaisquer factores clínicos de prognóstico [79,80], no entanto, outros estudos mostraram que a presença de pelo menos um sinal de alerta, como disfagia, anorexia, perda de peso, hemorragia gastrointestinal ou vómitos, pode reduzir a taxa de sobrevivência a 5 anos numa média de 26% [81-83].

No nosso estudo, de acordo com a literatura [60], a deterioração do estado geral foi um fator de prognóstico.

Uma meta-análise efectuada por Zheng et al. mostrou que a presença de ascite estava associada a um mau prognóstico [84].

No nosso estudo, a presença de ascite e de fígado tumoral ao diagnóstico foram factores de prognóstico, o que é consistente com a literatura [84].

Do mesmo modo, encontrámos uma associação significativa entre a hepatomegalia e o fígado secundário com a sobrevivência.

V I-3 Factores biológicos de prognóstico:

VI-3.1 Marcadores tumorais:

Os marcadores tumorais não estão incluídos nas recomendações das sociedades científicas, mas a medição do CEA e do CA19-9 pode ser interessante para a monitorização da doença (acordo de peritos) [9].

Taxa ACE:

Vários estudos demonstraram que níveis elevados de ECA no soro ou no peritoneu são factores de prognóstico [85,86].

Na nossa série, os níveis de CEA foram medidos em 29 doentes, ou seja, 51,8% dos casos. Este nível estava elevado em 24% dos casos.

Taxa CA19-9:

Vários ensaios concluíram que um nível elevado de CA19-9 é um fator de prognóstico [86,87].

Um estudo recente de Yu et al, publicado em 2022, mostrou que a relação neutrófilos/linfócitos (NLR) e o CA19-9 eram factores de prognóstico independentes para a sobrevivência global e que a pontuação NLR-CA19-9, conhecida como pontuação NCS, introduzida de forma inovadora, tinha um melhor valor preditivo para o prognóstico e era mais precisa do que a dos indicadores inflamatórios ou dos marcadores tumorais (o valor de corte para a NLR era de 2,46) e que podia ser combinado com a classificação TNM para avaliar o prognóstico de forma mais específica [88].

Na nossa série, o CA19-9 foi medido em 20 doentes, ou seja, 35,7% dos casos. Este estava elevado em 15% dos casos.

VI-3.2. Albuminemia e PCR:

Os níveis de albumina sérica são um indicador do estado nutricional [89].

De acordo com vários estudos, a albuminemia pré-operatória e pós-operatória (medida 1 mês após a cirurgia) foram factores de prognóstico, e parece que a relação entre a hipoalbuminemia e a má sobrevivência é secundária à resposta inflamatória sistémica [90,91].

Na nossa série, um nível de albumina inferior a 30g/l foi um fator de mau prognóstico.

Foram identificadas várias pontuações de prognóstico, como a relação PCR/albumina e a pontuação de Glasgow, que combina o estado geral do doente, a PCR, a albuminemia e o estádio IV do tumor, ou a pontuação de Glasgow modificada (m-

GPS) que integra a PCR e a albuminemia. Uma pontuação elevada de m-GPS (pontuação=2) está associada a um excesso de mortalidade (Anexo 12) [89,92].

Kudou et al calcularam o rácio PCR/Albumina, o rácio neutrófilos-linfócitos (NLR), o rácio plaquetas-linfócitos (PLR), o score de prognóstico de Glasgow (GPS) e o score de controlo do estado nutricional (CONUT) e concluíram que apenas o rácio PCR/Albumina (> 0,1) e o score GPS de Glasgow estavam associados a um mau prognóstico [89].

Lu et al concluíram que a PCR pré-operatória e pós-operatória (máxima) eram factores de prognóstico associados à recorrência e podiam ser utilizados como complemento da classificação pTNM [93].

No nosso estudo, a PCR foi medida em 11 doentes (19,6% dos casos).

VI-4. Factores de prognóstico endoscópico:

De acordo com vários estudos, a localização do tumor foi um fator de prognóstico [94].

Uma meta-análise efectuada por Petrelli et al concluiu que os tumores proximais estavam associados a um mau prognóstico [95].

Na nossa série, a localização proximal foi associada a um mau prognóstico, de acordo com a literatura [95].

O aspeto macroscópico de acordo com a classificação de Borrmann (Anexo 13) continua a ser um fator de prognóstico controverso.

Um estudo de Song et al publicado em 2020 concluiu que o tipo de Borrmann estava associado a um mau prognóstico nos casos de Borrmann tipo III e tipo IV [96], mas este facto não foi comprovado por outros estudos [52].

Na nossa série, a aparência endoscópica não foi um fator de prognóstico, de acordo com alguns estudos [52].

Vários estudos demonstraram que o tamanho está associado à sobrevivência, mas não há consenso quanto ao seu limite.

O limite de tamanho varia de 4 a 10 cm, de acordo com vários autores [97-

100].

Na nossa série, de acordo com alguns estudos [101], o tamanho do tumor não foi um fator de prognóstico.

VI-5. Factores de prognóstico anatomopatológico:

- Tipo histológico:

O tipo histológico continua a ser um fator de prognóstico controverso.

Chen et al mostraram que a classificação de Lauren era um fator de prognóstico e que o tipo intestinal estava associado a uma melhor sobrevivência global [49], o que se explica pelo envolvimento peritoneal mais frequente no tipo difuso [102]. Do mesmo modo, a classificação de Lauren modificada (Apêndice 14) foi um fator de prognóstico de acordo com Moore et al [103], que demonstraram que os tumores distais não difusos estão associados a um melhor prognóstico.

O prognóstico do adenocarcinoma gástrico de células independentes varia consoante o estádio do tumor e as séries ocidentais e orientais.

No Ocidente, o cancro com células independentes é frequentemente descoberto numa fase precoce e associado a um mau prognóstico [104], ao passo que o estudo japonês de Li et al concluiu que o cancro gástrico com mais de 50% de células independentes está associado a uma melhor sobrevivência no caso de uma fase precoce (N0) [105].

No entanto, Tagavi et al. não demonstraram qualquer diferença no prognóstico em casos de adenocarcinoma gástrico avançado com ou sem células independentes [106].

Na nossa série, 45% dos indivíduos tinham adenocarcinoma gástrico com células independentes sem estar associado à sobrevivência, de acordo com alguns estudos [104,106].

- Diferenciação tumoral:

Um estudo francês realizado por Roy et al. demonstrou que as classificações da OMS, Lauren e Goseki não eram factores de prognóstico para a sobrevivência [107].

Da mesma forma, Inoue et al concluíram que a classificação histológica UICC não era um fator de prognóstico após a ressecção R0 [108].

Na nossa série, o grau de diferenciação do tumor não foi um fator de prognóstico.

- A presença de êmbolos vasculares:

Zhang et al concluíram que a invasão linfovascular era um fator de prognóstico para a sobrevivência, com a invasão dos gânglios linfáticos a representar o fator de prognóstico mais importante [109].

Os doentes com tumores pT1-2, N0 com invasão linfovascular e gânglios linfáticos insuficientemente recuperados que não tenham recebido tratamento adjuvante tendem a ter uma sobrevida reduzida [109], pelo que a avaliação da invasão linfovascular combinada com a classificação TNM pode proporcionar um prognóstico mais exato [110].

Na nossa série, os êmbolos vasculares estavam presentes em 9 de 19 doentes. Dado o pequeno número de doentes, não podemos concluir se a invasão vascular foi ou não um fator de prognóstico.

- Envolvimento peri-nervoso:

Tanaka et al. demonstraram que a invasão peri-nervosa do PNI é um fator de prognóstico e que os tumores PNI-positivos estão associados a uma sobrevivência reduzida [111]. Este resultado não foi demonstrado por Duraker et al [112].

Na nossa série, a invasão peri-nervosa estava presente em 10 de 19 doentes. Não podemos concluir se a invasão peri-nervosa era ou não um fator de prognóstico.

VI-6 Avaliação da extensão:

A classificação TNM utilizada pela AJCC American Joint Committee on Cancer é um importante fator de prognóstico. As recomendações da 8.ª edição incluem uma classificação clínica cTNM: trata-se de doentes recentemente diagnosticados e ainda não tratados, uma classificação patológica pTNM: trata-se de doentes operados e ainda não tratados, e uma classificação patológica ypTNM após tratamento neoadjuvante: trata-se de doentes que receberam tratamento pré-operatório [113].

Os critérios de classificação do TNM recentemente propostos apresentam um fator de prognóstico válido num estudo japonês realizado por Bando et al [114].

No nosso estudo, de acordo com a literatura [113,114], a utilização de uma TAC toraco-abdomino-pélvica como parte do trabalho de extensão, o envolvimento linfonodal, a presença de metástases e o estádio UICC foram factores de prognóstico.

A carcinose peritoneal foi associada a uma sobrevivência de 5 anos de <3% com uma sobrevivência mediana de 3,1 meses, que pode ser melhorada para 12 meses através de quimioterapia sistémica [115]. Fujisaki et al mostraram que as metástases hepáticas eram um fator de prognóstico (p=0,008) [116].

No nosso estudo, as metástases hepáticas e pulmonares e a carcinose peritoneal foram factores de prognóstico, o que é consistente com a literatura [115,116].

VII- Impacto das modalidades de tratamento no prognóstico:

VII-1. Tratamento cirúrgico:

VII-1.1. Cirurgia curativa:

A gastrectomia, definida como a ressecção completa do tumor primário com uma margem de ressecção negativa [117], é o único tratamento curativo para o cancro gástrico, mas a maioria dos tumores operáveis são diagnosticados num estádio localmente avançado, cujo prognóstico é melhorado pela quimioterapia intra-operatória [118].

A extensão da exérese depende da localização do tumor, do seu tamanho e do estádio TNM [119].

-Localização intestinal:

A gastrectomia subtotal de 4/5 é recomendada na ausência de uma linha gástrica com uma margem de segurança de pelo menos 5 centímetros (recomendação: Grau A) ou na presença de uma linha com uma margem de ressecção proximal superior a 8 cm (acordo de peritos) [9], e está associada a um maior risco de recorrência [120].

A gastrectomia total é recomendada para tumores de grandes dimensões [121] e para a linite antral (consenso dos especialistas) [9], no entanto apresenta o dobro da morbilidade e mortalidade pós-operatória e uma sobrevida semelhante à da gastrectomia parcial, com um tempo operatório mais longo e maior perda de sangue per-operatória, mas permite recuperar um maior número de gânglios linfáticos. [119,122].

No nosso estudo, 11 casos de tumores do antro tinham GT, 7 dos quais eram de um tipo histológico ligeiramente diferente e 4 dos quais tinham um tamanho >50 mm, e 9 outros casos de tumores do antro tinham GP.

- Localização do 1/3 médio: O corpo gástrico:

A gastrectomia total é o procedimento de referência [9], mas a gastrectomia parcial continua a ser uma alternativa, dependendo da margem de ressecção proximal e do tipo histológico (5 cm se for do tipo intestinal e 8 cm se for do tipo difuso) [123].

Ji et al mostraram que a sobrevivência para o cancro do 1/3 médio era semelhante nos casos de gastrectomia parcial ou total e que a extensão da gastrectomia não era um fator de prognóstico [117].

No nosso estudo, foram operados 3 tumores do fundo do olho: 2 tumores foram submetidos a uma gastrectomia total e um a uma gastrectomia parcial.

-Localização proximal:

A gastrectomia total é recomendada para tumores do 1/3 superior do estômago (acordo de peritos) [9], e os doentes devem ser informados da possibilidade de cardioesofagectomia com toracotomia, se necessário, de modo a obter uma margem de ressecção negativa [118].

No nosso estudo, dois doentes com tumores cardíacos foram submetidos a gastrectomia total. Não foi possível determinar a sobrevivência específica devido ao pequeno número de doentes nesta população.

O pâncreas é o órgão vizinho mais frequentemente afetado no cancro gástrico, representando até 50% dos casos, seguido do cólon e do seu meso [124]. Na nossa série, o envolvimento pancreático representou 42,1%.

Roberts et al concluíram que a duodeno-pancreatectomia em casos de envolvimento pancreático está associada a uma maior morbilidade do que a gastrectomia isolada [124].

VII-1.2: Cirurgia paliativa:

A utilização da cirurgia paliativa diminuiu de 22% em 2004 para 8% em 2015 ($p<0,001$) [125]. É recomendada no caso de tumores sintomáticos com hemorragia, disfagia ou perfuração na ausência de indicação ou ineficácia do tratamento endoscópico ou radioterapia no caso de hemorragia ou prótese no caso de obstrução [9].

Kulig et al mostraram que a cirurgia paliativa aumentou a sobrevivência mediana em 6 a 12 meses [126]. No entanto, Nohria et al concluíram que os indivíduos que foram submetidos a cirurgia paliativa tiveram uma sobrevivência global mediana mais curta, com um risco de morte 20% superior ao dos indivíduos que receberam cuidados paliativos [125].

No nosso estudo, 5 indivíduos foram submetidos a gastroentero-anastomose. De acordo com alguns estudos [126,127] , o tipo de ressecção, curativa ou paliativa, foi um fator de prognóstico ($p=0,006$).

VII-1.3. Dissecção de gânglios linfáticos:

A gastrectomia será carcinológica quando a exérese do tumor em monobloco estiver associada a uma cura linfonodal.

A dissecção de gânglios linfáticos do tipo D1 ou D2 deve incluir pelo menos 15 gânglios linfáticos cada, de acordo com o tesauro do cancro digestivo de 2023 [9].

O cálculo do rácio entre o número de nódulos invadidos e o número de nódulos analisados representa o índice mais objetivo para avaliar a invasão de N-nódulos [128].

A escolha entre a cura D1 ou D2 tem sido objeto de debate desde os anos 80 até à atualidade [129].

O ensaio sul-africano (1982-1986), o Medical Research Council (MRC) do Reino Unido (1986-1993) e o Dutch Gastric Cancer Trial (DGCT) (1989-1993) mostraram que a cura D2 não melhorava a sobrevivência e estava associada a uma elevada morbilidade e mortalidade associadas à esplenectomia [129-131].

Com base nos resultados destes ensaios, o tratamento D2 sem esplenectomia ou D1.5 é recomendado pelas sociedades científicas europeias. Trata-se de um tratamento D1 com tratamento celíaco, gástrico esquerdo, hepático comum e esplénico sem esplenectomia no caso de tumores proximais [9,118].

A cura D1 é recomendada para tumores em estádio I, para gastrectomia profiláctica na presença de mutação CDH1 e se o risco operatório for elevado [9].

No nosso estudo, 50% dos procedimentos curativos foram do tipo D1.5, em comparação com 33% do tipo D1 e 17% do tipo D2. A cura foi insuficiente em 3 casos.

A proporção de nódulos invadidos em relação aos nódulos N+/N recuperados foi superior a 25% em 37,5% dos casos. O tipo de dissecção linfonodal não foi um fator de prognóstico na nossa série.

VII-2. Quimioterapia:

VII-2.1. Quimioterapia neo-adjuvante e peri-operatória:

A quimioterapia intra-operatória para tumores ressecáveis é essencial devido à elevada taxa de recorrência após a ressecção R0 [118]. A utilização desta estratégia terapêutica foi demonstrada em 3 ensaios aleatórios:

O ensaio MAGIC (Medical Research Council Adjuvant Gastric Infusional Chemotherapy) de Cunningham et al, publicado em 2006, realizado em 250 pacientes tratados com ECF intra-operatório e 253 tratados apenas com cirurgia, mostrou que o grupo ECF (epirrubicina (EPI), cisplatina (CDDP) e 5-FU) teve uma melhor taxa de ressecção R0 (79,3% versus 70,3%, P = 0,03), uma melhor taxa de sobrevivência a 5 anos (36,3% versus 23,0%, P = 0,009), o que corresponde a uma redução de

25% de risco de morte e melhor sobrevivência livre de progressão (hazard ratio 0,66, IC 0,53 a 0,81, p<0,001) do que o grupo de cirurgia isolada. No entanto, as complicações pós-operatórias foram semelhantes, com 46% e 45%, respetivamente. Este regime tornou-se subsequentemente o tratamento recomendado pela NCCN (National Comprehensive Cancer Network), apesar da sua toxicidade hematológica [132].

O ensaio francês FNCLCC/FFCD publicado em 2011, que envolveu 224 doentes, 113 dos quais receberam quimioterapia intra-operatória à base de cisplatina e 5-FU e 111 doentes tratados apenas por cirurgia, concluiu que o regime FC (CDDP e 5-FU) melhorou a taxa de ressecção R0 (84% versus 74%, P=0,04), a sobrevivência a 5 anos (38% versus 24%, P=0,02) e a sobrevivência livre de progressão a 5 anos (34% versus 19%, P=0,003).

Este regime teve uma toxicidade de grau 3-4 mais baixa (38% dos indivíduos) do que o regime ECF no ensaio MAGIC. Foi subsequentemente recomendado pela NCCN [133,134].

O ensaio alemão FLOT4 de Al-Batran et al, realizado em 716 doentes com estádio >= cT2 e/ou N+ entre 2010 e 2015, dos quais 360 receberam ECF/ECX e 356 receberam o protocolo FLOT (5-FU, leucovorina, oxaliplatina e docetaxel), concluiu que o braço FLOT teve uma melhor sobrevivência global (mediana: 50 meses versus 35 meses) e aumentou a taxa de sobrevivência a 5 anos em 45% versus 36% [135].

O regime FLOT difere do regime ECF/ECX pela utilização de docetaxel, que demonstrou ser eficaz no tratamento de 1.ª e 2.ª linha, em vez de epirrubicina, pela introdução de oxaliplatina em vez da emetogénica cisplatina, por um intervalo mais curto de 2 semanas em vez de 3 semanas entre 2 ciclos, e pelas doses de fluoropirimidinas [135].

Wang et al mostraram que o regime FLOT aumentou a sobrevivência global aos 3 anos para 58,7%, em comparação com 30,9% para o tratamento apenas com cirurgia [136], e Andrade et al concluíram que a taxa de regressão tumoral era melhor com FLOT em comparação com FOLFOX (p=0,027) [137].

De acordo com o Digestive Thesaurus 2023, a quimioterapia peri-operatória baseada em FLOT com 4 cursos pré e pós-operatórios é recomendada para tumores classificados como estádio IB, >= T2 e/ou N+, independentemente do tipo histológico (recomendação: grau A) [9].

No nosso estudo, o protocolo FLOT foi o regime neoadjuvante mais frequentemente utilizado em 80% dos casos, seguido do regime EOX em 13,3%, com apenas um doente (6,7%) a receber o regime FOLFOX.

A utilização de quimioterapia neoadjuvante foi um fator de prognóstico.

VII-2.2. Tratamento adjuvante:

- RT-CT pós-operatório:

O estudo americano de Mac donald et al, publicado em 2001, demonstrou que a quimiorradioterapia adjuvante com fluorouracil e leucovorin combinada com radiação melhorou a sobrevivência global (mediana de 36 meses versus 27 meses) e a sobrevivência livre de progressão (48% versus 31%, p<0,001) e reduziu a recorrência local (19% versus 29%) em comparação com o grupo tratado apenas com cirurgia [138]. No entanto, este ensaio foi crítico porque apenas 10% dos indivíduos foram submetidos a cura D2 [139].

A oxaliplatina e a capecitabina foram mais bem toleradas, com uma eficácia semelhante à da cisplatina e do fluorouracilo, respetivamente [139].

A quimiorradioterapia pós-operatória com LV5-FU2 está indicada em casos de dissecção linfonodal insatisfatória e/ou ressecção R1 para tumores nos estadios II-III (acordo de peritos) [9].

No nosso estudo, 4 doentes beneficiaram de radioquimioterapia pós-operatória. A utilização de RT-CT adjuvante não foi um fator de prognóstico.

- Quimioterapia adjuvante:

O estudo coreano CLASSIC publicado em 2012 mostrou que a sobrevivência livre de progressão aos 3 anos foi melhor no grupo de quimioterapia adjuvante com capecitabina mais oxaliplatina (XELOX) (74% versus 59% no grupo de cirurgia, p<0,0001) após gastrectomia R0 com curativo D2 para o estádio II-IIIB [140].

O ensaio JACCRO GC-07, publicado em 2021, demonstrou uma melhoria da sobrevivência livre de recorrência aos 3 anos no braço S-1 mais docetaxel em comparação com o braço S-1 isolado.

(67,7% versus 57,4%) e melhor sobrevivência global aos 3 anos (77,7% versus 71,2%, P = 0,0076) após a ressecção D2 em doentes no estádio III [141].

A quimioterapia adjuvante à base de fluoropirimidina está indicada para os tumores em estádio II-III na ausência de quimioterapia neoadjuvante (recomendação: grau B). A fluoropirimidina (LV5FU2 ou capecitabina) pode ser combinada com oxaliplatina durante 6 meses (acordo de peritos) [9].

No entanto, uma meta-análise de Pietrantonio et al, publicada em 2019, mostrou que a cirurgia isolada resultou numa melhor sobrevivência para tumores ressecáveis com MSI elevado, em comparação com a quimioterapia adjuvante [142].

No nosso estudo, 5 doentes receberam FOLFOX adjuvante. A utilização de quimioterapia adjuvante foi um fator de prognóstico.

VII-2.3 Quimioterapia paliativa:

VII-2.3.1: Tratamento de primeira linha:

VII-2.3.1.1-Quioterapia:

Bioquimioterapia:

A quimioterapia baseada em sais de platina e fluoropirimidina é o tratamento

padrão [9].
O ensaio de Cunningham et al mostrou que a capecitabina (fluoropirimidina oral) e a oxaliplatina (platina) eram mais eficazes do que a 5FU (fluorouracilo) e a cisplatina, respetivamente, e que a resposta sem recidiva e a sobrevivência eram semelhantes entre os braços ECF, ECX, EOF e EOX (mediana de 9,9 meses a 11,2 meses)[143].
O ensaio de Albatran et al. comparou o regime FLO (fluorouracil, leucovorin e oxaliplatina) com o regime FLP (fluorouracil, leucovorin e cisplatina) e mostrou que a oxaliplatina tinha melhor tolerância e sobrevida global do que a cisplatina em indivíduos com mais de 65 anos (13,9 meses em comparação com 7,2 meses) [144].
Além disso, o protocolo FOLFIRI (5 FU e irinotecano) representa uma opção de tratamento quimioterapêutico de primeira linha [9], tal como demonstrado por um estudo francês de Guimbaud et al, que demonstrou que o protocolo FOLFIRI
(fluorouracil, leucovorin e irinotecan) em primeira linha mostrou menor toxicidade hematológica do que o regime ECX (epirrubicina, cisplatina e capecitabina) com uma percentagem de 38% versus 64,5% (p=0,001), mas sem diferença na sobrevivência global (mediana de 9,5 meses versus 9,7 meses, p <0,95) [145].
Tri-quimioterapia:
O papel da quimioterapia de primeira linha à base de antraciclinas continua a ser controverso: O regime ECF (epirrubicina, cisplatina e fluorouracil) foi recomendado pela Sociedade Americana de Oncologia Clínica com base nos resultados dos ensaios de Webb et al [146] e Waters et al [147], que demonstraram uma melhor resposta, sobrevivência e qualidade de vida com o regime ECF em comparação com o regime FAMTX (5-FU, doxorrubicina e metotrexato) [146,147]. No entanto, Zhu et al demonstraram a não inferioridade da bi-quimioterapia à base de antraciclina, que pode ser melhor do que a tri-quimioterapia em termos de tolerância e qualidade de vida. O XELOX (capecitabina mais oxaliplatina) foi mais bem tolerado do que o EOX (epirrubicina, oxaliplatina e capecitabina), sem diferença entre os dois braços em termos de sobrevivência global mediana (12 meses versus 12 meses, p=0,384), taxa de resposta (37,4% versus 45,1%, p=0,291) ou sobrevivência sem progressão (5 meses versus 5,5 meses) [148].
O ensaio de Van Cutsem et al demonstrou que o protocolo DCF (docetaxel, cisplatina e fluorouracil) reduzia o risco de progressão em 32% (p<0,0001), com

um benefício em termos de sobrevivência global (sobrevivência a 2 anos de 18% em comparação com 9%) em comparação com o protocolo CF (cisplatina mais fluorouracil). O regime DCF representa uma opção terapêutica que continua a ser menos comum na prática devido à toxicidade do docetaxel [149]. Shah et al mostraram uma melhoria na sobrevivência global com o protocolo DCF modificado (mediana de 18,8 meses versus 12,6 meses, p < 0,007) com melhor tolerância, administrado a cada 15 dias (em vez de 3 semanas) com uma redução nas doses de docetaxel e cisplatina (40mg/m2 em vez de 75mg/m2) [150].

VII-2.3.1.2. Terapias orientadas:

O ensaio ToGA (Trastuzumab for Gastric Cancer) demonstrou que a introdução de Trastuzumab, um anticorpo monoclonal que tem como alvo o fator de crescimento epidérmico humano HER2, combinado com quimioterapia (capecitabina ou fluorouracil) mais cisplatina em tumores HER2-positivos resultou numa melhor sobrevivência global (mediana de 13,8 meses versus 11,1 meses, p=0,0046) e uma maior expressão de HER2 melhorou o resultado (mediana de sobrevivência de 16 meses versus 11,8 meses) [151],8 meses versus 11,1 meses, p=0,0046) e quanto maior a expressão de HER2, melhor o resultado (sobrevivência mediana de 16 meses versus 11,8 meses) [151].

A eficácia da combinação de Trastuzumab com XELOX (oxaliplatina, capecitabina) ou FOLFOX6 modificado (oxaliplatina, ácido folínico, 5-FU) foi demonstrada por Ryu et al e Soularue et al com uma sobrevivência global mediana de 21 meses e 17,3 meses, respetivamente [152,153].

O ensaio Keynote 811, publicado em 2021, demonstrou, através de uma análise intercalar, que a adição de pembrolizumab, um anticorpo anti-PD-1, ao trastuzumab combinado com quimioterapia melhorou a taxa de resposta completa e diminuiu o tamanho do tumor em vários participantes, enquanto se aguarda o resultado contínuo de toda a população do estudo [154,155].

VII 2.3.1.3. Imunoterapia:

O ensaio Checkmate 649, publicado em 2021, demonstrou que o nivolumab, um agente anti-PD1, combinado com quimioterapia à base de XELOX ou FOLFOX, em tumores PDL1 com um CPS>=5 aumentou a sobrevivência livre de progressão (mediana 7,7 meses versus 6,1 meses, p<0W01) e a sobrevivência global (mediana 14,4 meses versus 11,1 meses p<0,0001) em comparação com a quimioterapia isolada [156].

Além disso, o ensaio asiático ATTRACTION-4, publicado em 2022, mostrou que a adição de nivolumab à quimioterapia à base de oxaliplatina (SOX ou CAPOX) melhorou a sobrevivência sem progressão (mediana de 10,45 meses versus 8,34 meses), mas sem melhoria da sobrevivência global (mediana de 17,45 meses versus 17,15) em comparação com placebo mais quimioterapia em tumores HER-2 negativos, independentemente da expressão de PD-L1 [157].

O nivolumab foi o primeiro agente anti-PD-1 a oferecer um benefício de sobrevivência com boa tolerabilidade e foi-lhe concedida uma autorização de comercialização europeia em 2021 para tumores com uma pontuação CPS >= 5 [9].

Nos tumores HER2-positivos, a combinação de fluoropirimidina, cisplatina e trastuzumab é recomendada como terapêutica de primeira linha, com monitorização da FEVE, tendo em conta a toxicidade cardíaca do trastuzumab (recomendação: grau A) [9].

No entanto, no caso de tumores HER-2 negativos e PDL1 com uma pontuação CPS >=5, é recomendada a combinação de fluoropirimidina, oxaliplatina e nivolumab (recomendação: grau A). Se a pontuação CPS for inferior a 5, é recomendada uma combinação de fluoropirimidina e um sal de platina (recomendação: grau A) [9].

Na nossa série, 22 doentes receberam quimioterapia de primeira linha, 10 dos quais iniciaram EOX. Foi observada progressão em 17 doentes.

VII-2.3.2. Tratamento de segunda linha:

Ford et al mostraram que o docetaxel aumentou a sobrevivência global (mediana de 5,2 meses versus 3,6 meses, p=0,01) em comparação com os cuidados paliativos e concluíram que pode ser recomendado como tratamento de segunda linha se não houver resposta à fluoropirimidina combinada com sais de platina [158].

Hironaka et al concluíram que o paclitaxel e o irinotecano são duas opções terapêuticas em segunda linha e que não existe diferença em termos de sobrevivência global (9,5 meses versus 8,4 meses, respetivamente, p=0,38) e de sobrevivência sem progressão (mediana de 3,6 versus 2,3, respetivamente, p=0,33) entre estas duas moléculas [159].

Fuchs et al mostraram que o ramucirumab, um anticorpo monoclonal que tem como alvo o recetor 2 do fator de crescimento endotelial vascular, VEGF, (VEGFR-2) foi o primeiro tratamento administrado como monoterapia que mostrou um benefício em termos de sobrevivência global (mediana de 5,2 meses em comparação com 3,8 meses, p=0,047) em comparação com os cuidados paliativos após quimioterapia de primeira linha [160]. Além disso, a adição de ramucirumab ao paclitaxel melhorou a sobrevivência global de

acordo com Wilke et al (mediana de 9,6 meses versus 7,8 meses, p=0,017) em comparação com paclitaxel mais placebo [161].
De acordo com Shitara et al, o pembrolizumab não mostrou um benefício em termos de sobrevivência global (mediana de 9,1 meses em comparação com 8,3 meses) ou sobrevivência sem progressão (mediana de 1,5 meses em comparação com 4,1 meses) em comparação com o paclitaxel no tratamento de segunda linha de tumores PD-L1 com uma pontuação CPS >=1 [162].
Recomenda-se o tratamento de segunda linha com taxano (docetaxel ou paclitaxel), irinotecano isolado ou uma combinação de paclitaxel e ramucirumab (recomendação de grau A). O pembrolizumab é recomendado para tumores dMMR/MSI (recomendação: grau B) [9].
Na nossa série, 9 doentes receberam quimioterapia de segunda linha, 7 dos quais progrediram.
VII-2.3.3. Tratamento de terceira linha:
Shitara et al mostraram em 2018 que a trifluridina/tipiracil comercializada como LONSURF melhorou a sobrevida global (mediana de 5,7 meses versus 3,6 meses, p<0,001) em comparação com placebo após falha de duas quimioterapias anteriores. A trifluridina é um nucleósido análogo da timidina e o tipiracil é um inibidor da timidina fosforilase que inibe a degradação da trifluridina [163]. Em junho de 2022, foi concedida ao LONSURF uma autorização de introdução no mercado europeu como tratamento de terceira linha [9].
O estudo DESTINY GASTRIC-01 de Shitara et al, publicado em 2020, mostrou que o trastuzumab-deruxtecan melhorou a sobrevivência global (mediana de 12,5 meses versus 8,4 meses, p=0,01) e a taxa de resposta objetiva (51% versus 14%, p<0,0001) em comparação com a quimioterapia baseada em irinotecano ou paclitaxel em tumores HER-2 positivos após pelo menos duas linhas de tratamento com a adição de trastuzumab na primeira linha [164].
A utilização de trifluridina/tipiracil na terceira linha é uma recomendação de grau A. Podem ser utilizados um taxano, irinotecano ou FOLFIRI se não tiverem sido utilizados anteriormente (acordo dos peritos). O pembrolizumab é recomendado para os tumores dMMR/MSI (recomendação: grau B) [9].
No nosso estudo, apenas um doente recebeu 7 cursos de docetaxel e depois morreu. Na nossa série, a quimioterapia paliativa não foi um fator de prognóstico.
VII-2.4. Quimio-hipertermia intra-peritoneal CHIP:
O valor do CHIP combinado com a cirurgia de citorredução permanece

controverso:

O ensaio de Bonnot et al, publicado em 2019, mostrou o benefício do CHIP combinado com a citorredução em casos de carcinose limitada com um tamanho de nódulo < Nódulo de 2,5 mm com benefício em termos de sobrevida global (mediana de 18,8 meses versus 12,1 meses, p=0,005) em comparação com a citorredução cirúrgica isolada sem aumento da morbidade e mortalidade[165], porém esse resultado não foi demonstrado por Rau et al em um estudo publicado em 2021 [166].

Zhang et al mostraram que a CHIP profiláctica no cancro avançado sem carcinose peritoneal melhorou a sobrevivência global ao fim de 1 ano (risco relativo de 0,52, p=0,004) e 3 anos (risco relativo de 0,63, p<0,00001) em comparação com a cirurgia isolada, ao passo que, na presença de carcinose peritoneal, a CHIP combinada com a citorredução aumentou a sobrevivência global mediana em 4,67 meses [167].

O CHIP combinado com a citorredução cirúrgica está indicado para tumores do tipo intestinal com carcinose peritoneal e um índice peritoneal < 7 [9].

No nosso estudo, a utilização do CHIP não foi indicada.

Referências

1. Sung H, Ferlay J, Siegel RL, Laversanne M, Soerjomataram I, Jemal A, et al. Estatísticas globais do câncer 2020: estimativas GLOBOCAN de incidência e mortalidade em todo o mundo para 36 cânceres em 185 países. CA Cancer J Clin. maio de 2021;71(3):209-49.

2. Ferlay J, Colombet M, Soerjomataram I, Parkin DM, Pineros M, Znaor A, et al. Estatísticas sobre o cancro para o ano 2020: uma visão geral. Int J Cancer [Internet]. 15 de agosto de 2021 [citado 31 de julho de 2022];149(4):778–89. Disponível em: https://onlinelibrary.wiley.com/doi/10.1002/ijc.33588

3. Registo do cancro do Norte da Tunísia. Dados 2004-2006. Cancro do estômago; capítulo VI:47-6.

4. Ilic M, Ilic I. Epidemiology of stomach cancer (Epidemiologia do cancro do estômago). World J Gastroenterol [Internet]. 28 de março de 2022.
[cite 30 Jul 2022];28(12):1187–203. Disponível em: https://www.ncbi.nlm.nih.gov/pmc/articles/PMC8968487/

5. Shah SC, McKinley M, Gupta S, Peek RM, Martinez ME, Gomez SL. Análise de base populacional das diferenças na incidência do cancro gástrico entre raças e etnias em indivíduos com 50 anos ou mais. Gastroenterologia [Internet]. Nov 2020 [cite 31 Jul 2022];159(5):1705-1714.e2. Disponível em: https://linkinghub.elsevier.com/retrieve/pii/S0016508520350137

6. O peso global, regional e nacional do cancro do estômago em 195 países, 1990-2017: uma análise sistemática para o estudo Global Burden of Disease 2017. Lancet Gastroenterol Hepatol [Internet]. 21 Oct 2019 [cite 1 Aug 2022];5(1):42–54. Disponível em: https://www.ncbi.nlm.nih.gov/pmc/articles/PMC7033564/

7. Arnold M, Park JY, Camargo MC, Lunet N, Forman D, Soerjomataram I. Is gastric cancer becoming a rare disease? Uma avaliação global das tendências de incidência previstas para 2035. Gut [Internet]. 1 de maio de 2020 [citado 1 de agosto de 2022];69(5):823–9. Disponível em: https://gut.bmj.com/content/69/5/823

8. Camargo MC, Anderson WF, King JB, Correa P, Thomas CC, Rosenberg PS, et al. Divergent trends for gastric cancer incidence by anatomical subsite in US adults. Gut [Internet]. 1 de dezembro de 2011 [citado 1 de agosto de 2022];60(12):1644–9. Disponível em: https://gut.bmj.com/content/60/12/1644

9. Zaanan A, Bouche O, Benhaim L, Buecher B, Chapelle N, Dubreuil O, et al. Cancro gástrico: diretrizes de prática clínica intergrupos franceses para diagnóstico, tratamentos e acompanhamento (SNFGE, FFCD, GERCOR, UNICANCER, SFCD, SFED, SFRO). Digestive and Liver Disease [Internet]. agosto de 2018 [citar 6 de agosto de 2022];50(8):768–79. Disponível em: https://linkinghub.elsevier.com/retrieve/pii/S1590865818307229

10. Cancro do estômago - Cancro gástrico | Centre Leon Berard Lyon [Internet]. [citado 25 de maio de 2024]. Disponível em: https://www.centreleonberard.fr/patient-proche/cancer-pris-en-charge/cancer- stomach

11. Machlowska J, Baj J, Sitarz M, Maciejewski R, Sitarz R. Gastric Cancer: Epidemiology, Risk Factors, Classification, Genomic Characteristics and Treatment Strategies [Cancro gástrico: epidemiologia, factores de risco, classificação, caraterísticas genómicas e estratégias de tratamento]. International Journal of Molecular Sciences [Internet]. Jan 2020 [citar 2 Ago 2022];21(11):4012. Disponível em: https://www.mdpi.com/1422-0067/21/11/4012

12. Kono Y, Kanzaki H, Iwamuro M, Kawano S, Kawahara Y, Okada H. Realidade do cancro gástrico em pacientes jovens: a importância e a dificuldade do diagnóstico precoce, prevenção e tratamento. Ata Med Okayama. 2020;74(6):6.

13. Kabtni W. Adenocarcinoma do estômago: epidemiologia e factores de prognóstico. [Tunis]: Tunis El Manar; 2017.

14. Ben M'rad Y. Adenocarcinomas gástricos: factores de prognóstico. Estudo de 40 casos. [Tunis]; 2014.

15. Eslick GD. Helicobacter pylori infection causes gastric cancer A? review of the epidemiological, meta-analytic, and experimental evidence. Jornal Mundial de Gastroenterologia [Internet]. 21 de maio de 2006 [citado 2 de agosto de 2022];12(19):2991–9. Disponível em: https://www.wjgnet.com/1007- 9327/full/v12/i19/2991.htm

16. Correa P. Human gastric carcinogenesis: a multistep and multifatorial process--First American Cancer Society Award Lecture on Cancer Epidemiology and Prevention. Cancer Res. 15 de dezembro de 1992;52(24):6735–40.

17. Brito BB de, Silva FAF da, Soares AS, Pereira VA, Santos MLC, Sampaio MM, et al. Patogénese e tratamento clínico da infeção gástrica por Helicobacter pylori. World Journal of Gastroenterology [Internet]. 7 out 2019 [cite 2 ago 2022];25(37):5578–89. Disponível em: https://www.wjgnet.com/1007-9327/full/v25/i37/5578.htm

18. Gu H. Role of Flagella in the Pathogenesis of Helicobacter pylori (Papel dos Flagelos na Patogénese da Helicobacter pylori). Curr Microbiol [Internet]. 1 jul 2017 [cite 2 ago 2022];74(7):863–9. Disponível em: https://doi.org/10.1007/s00284-017-1256-4

19. Murata-Kamiya N, Hatakeyama M. Quebra de fita dupla de DNA induzida por Helicobacter pylori no desenvolvimento de câncer gástrico. Cancer Sci [Internet]. junho de 2022 [citar 3 Ago 2022];113(6):1909–18. Disponível em: https://www.ncbi.nlm.nih.gov/pmc/articles/PMC9207368/

20. Scully R, Panday A, Elango R, Willis NA. Escolha da via de reparo de quebra de fita dupla de DNA em células somáticas de mamíferos. Nat Rev Mol Cell Biol. Nov 2019;20(11):698–714.

21. Yamaoka Y, Kato M, Asaka M. Geographic Differences in Gastric Cancer Incidence Can be Explained by Differences between *Helicobacter pylori* Strains. Internal Medicine. 2008;47(12):1077–83.

22. de Martel C, Forman D, Plummer M. Cancro gástrico. Gastroenterology Clinics of North America [Internet]. junho de 2013 [citar 6 ago 2022];42(2):219–40. Disponível em: https://linkinghub.elsevier.com/retrieve/pii/S0889855313000216

23. Sipponen P, Maaroos HI. Gastrite crónica. Jornal Escandinavo de Gastroenterologia [Internet]. 3 June 2015 [cite 3 Aug 2022];50(6):657–67. Disponible sur: https://doi.org/10.3109/00365521.2015.1019918

24. Hamashima C, Grupo de Revisão Sistemática e Grupo de Desenvolvimento de Diretrizes para o Rastreio do Cancro Gástrico. Versão actualizada das diretrizes japonesas para o rastreio do cancro gástrico. Jpn J Clin Oncol. 1 de julho de 2018;48(7):673–83.

25. Uemura N, Okamoto S, Yamamoto S, Matsumura N, Yamaguchi S, Yamakido M, et al. Helicobacter pylori infection and the development of gastric cancer. N Engl J Med. 13 Sep 2001;345(11):784–9.

26. Vaqar S, Shackelford KB. Pernicious Anemia. In: StatPearls [Internet]. Treasure Island (FL): StatPearls Publishing; 2024 [citado em 2 de junho de 2024]. Disponível em: http://www.ncbi.nlm.nih.gov/books/NBK540989/

27. Raxmatovich NJ, Rashidovich NR, Faxriddinovna ND. O FACTOR DE RISCO DO CANCRO GÁSTRICO, O DIAGNÓSTICO DO CANCRO E AS LESÕES PRECURSORAS. Web of Scientist: revista internacional de investigação científica [Internet]. 28 fev 2022 [citado 4 ago 2022];3(02):1052 – 63. Disponível em: https://wos.academiascience.org/index.php/wos/article/view/963

28. O risco de cancro do estômago em doentes com úlcera gástrica ou duodenal | NEJM [Internet]. [cited 29 Aug 2023]. Disponible sur: https://www.nejm.org/doi/full/10.1056/nejm199607253350404

29. Miwa K, Hasegawa H, Fujimura T, Matsumoto H, Miyata R, Kosaka T, et al. Duodenal reflux through the pylorus induces gastric adenocarcinoma in the rat. Carcinogenesis. dec 1992;13(12):2313–6.
30. Ohira M, Toyokawa T, Sakurai K, Kubo N, Tanaka H, Muguruma K, et al. Situação atual do cancro gástrico remanescente após gastrectomia distal. Jornal Mundial de Gastroenterologia [Internet]. 28 Feb 2016 [cited 4 Aug 2022];22(8):2424–33. Disponível em: https://www.wjgnet.com/1007-9327/full/v22/i8/2424.htm
31. Sinning C, Schaefer N, Standop J, Hirner A, Wolff M. Gastric stump carcinoma - epidemiology and current concepts in pathogenesis and treatment. Eur J Surg Oncol. março de 2007;33(2):133–9.
32. Tseng CH. The Relationship between Diabetes Mellitus and Gastric Cancer and the Potential Benefits of Metformin: An Extensive Review of the Literature. Biomolecules. 13 Jul 2021;11(7):1022.
33. Arcidiacono B, Iiritano S, Nocera A, Possidente K, Nevolo MT, Ventura V, et al. Resistência à insulina e risco de cancro: uma visão geral dos mecanismos patogénicos. Exp Diabetes Res. 2012;2012:789174.
34. Dabo B, Pelucchi C, Rota M, Jain H, Bertuccio P, Bonzi R, et al. A associação entre diabetes e cancro gástrico: resultados do Stomach Cancer Pooling Project Consortium. European Journal of Cancer Prevention [Internet]. maio de 2022 [citar 4 Ago 2022];31(3):260–9. Disponível em: https://journals.lww.com/eurjcancerprev/Fulltext/2022/05000/The_association_between_diabetes_and_gastric.6.aspx
35. Blair VR, McLeod M, Carneiro F, Coit DG, D'Addario JL, van Dieren JM, et al. Cancro gástrico difuso hereditário: diretrizes de prática clínica actualizadas. The Lancet Oncology [Internet]. agosto de 2020 [citar 4 de agosto de 2022];21(8):e386–97. Disponível em: https://linkinghub.elsevier.com/retrieve/pii/S1470204520302199
36. Scherubl H. Tobacco Smoking and Gastrointestinal Cancer Risk (Fumar tabaco e risco de cancro gastrointestinal). Vise Med [Internet]. 2022 [citado 5 ago 2022];38(3):217–22. Disponível em: https://www.karger.com/Article/FullText/523668
37. Smyth EC, Capanu M, Janjigian YY, Kelsen DK, Coit D, Strong VE, et al. O consumo de tabaco está associado a um aumento da recorrência e morte por cancro gástrico. Ann Surg Oncol [Internet]. Jul 2012 [citar 17 de agosto de 2022];19(7):2088–94. Disponível em: http://link.springer.com/10.1245/s10434- 012-2230-9
38. Jensen K, Afroze S, Munshi MK, Guerrier M, Glaser SS. Mecanismos para a nicotina no desenvolvimento e progressão de cancros gastrointestinais. Transl Gastrointest Cancer. abril de 2012;1(1):81–7.
39. Freedman ND, Abnet CC, Leitzmann MF, Mouw T, Subar AF, Hollenbeck AR, et al. A prospective study of tobacco, alcohol, and the risk of esophageal and gastric cancer subtypes. Am J Epidemiol. 15 de junho de 2007;165(12):1424–33.
40. Everatt R, Tamosiunas A, Kuzmickiene I, Virviciute D, Radisauskas R, Reklaitiene R, et al. Alcohol consumption and risk of gastric cancer: a cohort study of men in Kaunas, Lithuania, with up to 30 years follow-up. BMC Cancer. 15 Oct 2012;12:475.
41. Tamura T, Wakai K, Lin Y, Tamakoshi A, Utada M, Ozasa K, et al. Consumo de álcool e risco de cancro do estômago no Japão: Uma análise conjunta de seis estudos de coorte. Cancer Sci [Internet]. Jan 2022 [citado 17 Ago 2022];113(1):261 –76. Disponível em: https://www.ncbi.nlm.nih.gov/pmc/articles/PMC8748227/
42. Tatematsu M, Takahashi M, Fukushima S, Hananouchi M, Shirai T. Effects in rats of sodium chloride on experimental gastric cancers induced by N-methyl-N-nitro-N-nitrosoguanidine or 4-nitroquinoline-1-oxide. J Natl Cancer Inst. julho de 1975;55(1):101–6.

43. Clínica de Gastroenterologia, Hospital Clínico Colentina, Bucareste, Roménia, Draghici T, Negreanu L, Bratu O, Pantea Stoian A, Socea B, et al. Síndromes paraneoplásicas em tumores digestivos: uma revisão. Rom Biotechnol Lett [Internet]. 20 out 2019 [cite 7 ago 2022];24(5):813–9. Disponível em: https://www.e-repository.org/rbl/vol.24/iss.5/9.pdf
44. D'Elia L, Galletti F, Strazzullo P. Dietary Salt Intake and Risk of Gastric Cancer. In: Zappia V, Panico S, Russo GL, Budillon A, Della Ragione F, editeurs. Advances in Nutrition and Cancer [Internet]. Berlim, Heidelberg: Springer Berlin Heidelberg; 2014 [citado em 6 de agosto de 2022]. p. 83–95. (Cancer Treatment and Research; vol. 159). Disponível em: http://link.springer.com/10.1007/978-3-642- 38007-5_6
45. Smyth EC, Verheij M, Allum W, Cunningham D, Cervantes A, Arnold D. Gastric cancer: ESMO Clinical Practice Guidelines for diagnosis, treatment and follow-up+. Annals of Oncology [Internet]. Sep 1, 2016 [cited Aug 4, 2022];27:v38–49. Disponível em: https://www.annalsofoncology.org/article/S0923-7534(19)31648-5/fulltext
46. Traoure A. Aspects epidemiologiques, endoscopiques et histologiques du cancer de l'estomac dans les services d'Hepato-gastroenterologie et d'Anatomie et Cytologie Pathologiques du CHU du Point G. [Bamako]; 2021.
47. Paduraru D, Nica A, Ion D, Handarlc M, Andronic O. Considerações sobre os factores de risco relacionados com a ocorrência de cancro do coto gástrico. J Med Life [Internet]. 2016 [citado 7 ago 2022];9(2):130–6. Disponível em: https://www.ncbi.nlm.nih.gov/pmc/articles/PMC4863501/
48. Yang P, Zhou Y, Chen B, Wan HW, Jia GQ, Bai HL, et al. Excesso de peso, obesidade e risco de cancro gástrico: resultados de uma meta-análise de estudos de coorte. Eur J Cancer. Nov 2009;45(16):2867–73.
49. Chen YC, Fang WL, Wang RF, Liu CA, Yang MH, Lo SS, et al. Variação Clinicopatológica da Classificação de Lauren no Cancro Gástrico. Pathol Oncol Res [Internet]. 1 de janeiro de 2016 [citado em 19 de agosto de 2022];22(1):197–202. Disponível em: https://doi.org/10.1007/s12253-015-9996-6
50. Assaf A, Terris B, Palmieri LJ, Rouquette A, Beuvon F, Pellat A, et al. Biópsia por agulha fina guiada por ultrassom endoscópico em pacientes com suspeita de linite plástica gástrica. Clínicas e Pesquisa em Hepatologia e Gastroenterologia [Internet]. 1 maio 2022 [citar 8 Ago 2022];46(5):101903. Disponível em: https://www.sciencedirect.com/science/article/pii/S2210740122000468
51. Hamy A, Letessier E, Bizouarn P, Paineau J, Aillet G, Mirallie E, et al. Estudo da sobrevivência e factores de prognóstico em pacientes submetidos a ressecção por linite plástica gástrica: uma revisão de 86 casos. Int Surg. Dez 1999;84(4):337–43.
52. Otsuji E, Kuriu Y, Okamoto K, Ochiai T, Ichikawa D, Hagiwara A, et al. Outcome of surgical treatment for patients with scirrhous carcinoma of the stomach. Am J Surg. setembro de 2004;188(3):327–32.
53. Rebai W, Makni A, Ksantini R, Chebbi F, Baraket O, Fteriche F, et al. Caraterísticas clinicopatológicas do adenocarcinoma gástrico em indivíduos jovens e idosos na Tunísia: um estudo comparativo. J Afr Hepato Gastroenterol [Internet]. dec 2010 [cite 5 sept 2023];4(4):210–5. Disponible sur: http://link.springer.com/10.1007/s12157-010-0208-4
54. Nie RC, Yuan SQ, Chen XJ, Chen S, Xu LP, Chen YM, et al. Ultrassonografia endoscópica comparada com tomografia computadorizada multidetectores para o estadiamento pré-operatório do cancro gástrico: uma meta-análise. World J Surg Oncol. 2 de junho de 2017;15(1):113.
55. Kwee RM, Kwee TC. Imagiologia no estadiamento local do cancro gástrico: uma revisão sistemática. JCO [Internet]. 20 de maio de 2007 [citado 9 Ago 2022];25(15):2107–16. Disponível em:

https://ascopubs.org/doi/10.1200/JCO.2006.09.5224
56. Zhang Y, Zhang J, Yang L, Huang S. Uma meta-análise da utilidade da ecografia transabdominal para a avaliação do cancro gástrico. Medicina (Baltimore). 13 de agosto de 2021;100(32):e26928.
57. Borgstein ABJ, Keywani K, Eshuis WJ, Henegouwen MI van B, Gisbertz SS. Staging laparoscopy in patients with advanced gastric cancer: A single centre cohort study. European Journal of Surgical Oncology [Internet]. 1 Feb 2022 [citado 10 Aug 2022];48(2):362–9. Disponível em: https://www.ejso.com/article/S0748-7983(21)00672-7/fulltext
58. Borgstein ABJ, van Berge Henegouwen MI, Lameris W, Eshuis WJ, Gisbertz SS. Laparoscopia de estadiamento na cirurgia do cancro gástrico. Um estudo de coorte de base populacional em doentes submetidos a gastrectomia com intenção curativa. European Journal of Surgical Oncology [Internet]. junho de 2021 [citar 10 ago 2022];47(6):1441–8. Disponível em: https://linkinghub.elsevier.com/retrieve/pii/S0748798320309033
59. Machairas N. O valor da laparoscopia de estadiamento no cancro gástrico. aog [Internet]. 2017 [citar 10 ago 2022]; Disponível em: http://www.annalsgastro.gr/files/journals/1/earlyview/2017/ev-03- 2017-02-AG2952-0133.pdf
60. Maconi G, Manes G, Porro GB. Role of symptoms in diagnosis and outcome of gastric cancer. World J Gastroenterol [Internet]. 28 Feb 2008 [cite 17 Aug 2022];14(8):1149–55. Disponível em: https://www.ncbi.nlm.nih.gov/pmc/articles/PMC2690660/
61. Sexton RE, Al Hallak MN, Diab M, Azmi AS. Cancro gástrico: uma revisão abrangente das estratégias de tratamento actuais e futuras. Cancer Metastasis Rev. Dez 2020;39(4):1179–203.
62. Hsieh FJ, Wang YC, Hsu JT, Liu KH, Yeh CN. Caraterísticas clinicopatológicas e factores de prognóstico de doentes com cancro gástrico com 40 anos ou menos. J Surg Oncol. março de 2012;105(3):304–9.
63. Dhobi MA, Wani KA, Parray FQ, Wani RA, Wani ML, Peer GQ, et al. Cancro gástrico em doentes jovens. Jornal Internacional de Oncologia Cirúrgica [Internet]. 7 Dez 2013 [citado 16 Ago 2022];2013:e981654. Disponível em: https://www.hindawi.com/journals/ijso/2013/981654/
64. Orsenigo E, Tomajer V, Palo SD, Carlucci M, Vignali A, Tamburini A, et al. Impact of age on postperative outcomes in 1118 gastric cancer patients undergoing surgical treatment. Gastric Cancer [Internet]. 1 Feb 2007 [cite 7 Sep 2023];10(1):39–44. Disponível em: https://doi.org/10.1007/s10120-006-0409-0
65. Saidi RF, Bell JL, Dudrick PS. Ressecção cirúrgica do cancro gástrico em doentes idosos: existe diferença nos resultados?1. Journal of Surgical Research [Internet]. 1 de maio de 2004 [citar 7 de setembro de 2023];118(1):15–20. Disponível em: https://www.sciencedirect.com/science/article/pii/S0022480403003536
66. Saito H, Osaki T, Murakami D, Sakamoto T, Kanaji S, Tatebe S, et al. Effect of Age on Prognosis in Patients with Gastric Cancer. ANZ Journal of Surgery [Internet]. 2006 [citado 7 Set 2023];76(6):458–61. Disponível em: https://onlinelibrary.wiley.com/doi/abs/10.1111/j.1445- 2197.2006.03756.x
67. Liang YX, Deng JY, Guo HH, Ding XW, Wang XN, Wang BG, et al. Caraterísticas e prognóstico do cancro gástrico em doentes com 70 anos de idade. Revista Mundial de Gastroenterologia [Internet]. 21 Oct 2013 [cited 16 Aug 2022];19(39):6568–78. Disponível em: https://www.wjgnet.com/1007-9327/full/v19/i39/6568.htm
68. Song M, Kang D, Yang JJ, Choi JY, Sung H, Lee Y, et al. Interações entre idade e sexo na incidência do cancro gástrico e tendências de mortalidade na Coreia. Gastric Cancer [Internet]. 1 Jul 2015 [cite 7 Sep 2023];18(3):580–9. Disponível em: https://doi.org/10.1007/s10120-014-0411-x
69. Maguire A, Porta M, Sanz-Anquela JM, Ruano I, Malats N, Pinol JL. O sexo como fator de prognóstico no cancro gástrico. European Journal of Cancer [Internet]. julho de 1996 [citar 17 Ago

2022];32(8):1303–9. Disponível em: https://linkinghub.elsevier.com/retrieve/pii/0959804996001037
70. Kim HW, Kim JH, Lim BJ, Kim H, Kim H, Park JJ, et al. Disparidade sexual no cancro gástrico: o sexo feminino é um fator de mau prognóstico para o cancro gástrico avançado. Ann Surg Oncol [Internet]. dez 2016 [cite 17 ago 2022];23(13):4344–51. Disponível em: http://link.springer.com/10.1245/s10434-016- 5448-0
71. Maehara Y, Watanabe A, Kakeji Y, Emi Y, Moriguchi S, Anai H, et al. O prognóstico dos doentes com cancro gástrico tratados cirurgicamente é pior para as mulheres do que para os homens em todos os doentes com menos de 50 anos. Br J Cancer [Internet]. março de 1992 [citado 7 Set 2023];65(3):417–20. Disponível em: https://www.nature.com/articles/bjc199285
72. Xu CY, Shen JG, Shen JY, Chen WJ, Wang LB. O tamanho da úlcera como um novo marcador indicador está relacionado com o prognóstico do cancro gástrico ulcerativo. Dig Surg [Internet]. 2009 [cite 18 ago 2022];26(4):312–6. Disponível em: https://www.karger.com/Article/FullText/231881
73. Matsui R, Inaki N, Tsuji T. Impact of diabetes mellitus on long-term prognosis after gastrectomy for advanced gastric cancer: a propensity score matching analysis. Surg Today [Internet]. 28 Feb 2022 [citado 17 Aug 2022]; Disponível em: https://doi.org/10.1007/s00595-022-02482-y
74. Chen X, Chen Y, Li T, Liang W, Huang H, Su H, et al. A diabetes mellitus promoveu metástases nos gânglios linfáticos no cancro gástrico: uma experiência de 15 anos numa única instituição. Chinese Medical Journal [Internet]. 20 Apr 2022 [cited 17 Aug 2022];135(08):950–61. Disponible sur: https://mednexus.org/doi/full/10.1097/CM9.0000000000001795
75. A fosforilação regulada pela glicose do TET2 pela AMPK revela uma via que liga a diabetes ao cancro | Nature [Internet]. [cite 7 Sep 2023]. Disponível em: https://www.nature.com/articles/s41586-018-0350-5
76. Han MA, Oh MG, Choi IJ, Park SR, Ryu KW, Nam BH, et al. Associação da história familiar com a recorrência do cancro e a sobrevivência em doentes com cancro gástrico. JCO [Internet]. 1 de março de 2012 [citar 7 de setembro de 2023];30(7):701–8. Disponível em: https://ascopubs.org/doi/10.1200/JCO.2011.35.3078
77. Yatsuya H, Toyoshima H, Mizoue T, Kondo T, Tamakoshi K, Hori Y, et al. Family history and the risk of stomach cancer death in Japan: Differences by age and gender. International Journal of Cancer [Internet]. 2002 [citar 7 Set 2023];97(5):688–94. Disponível em: https://onlinelibrary.wiley.com/doi/abs/10.1002/ijc.10101
78. Carneiro F. Cancro gástrico hereditário. Pathologe [Internet]. 1 Nov 2012 [cite 16 Feb 2022];33(2):231–4. Disponível em: https://doi.org/10.1007/s00292-012-1677-6
79. Wang W, Li YF, Sun XW, Chen YB, Li W, Xu DZ, et al. Prognóstico de 980 pacientes com cancro gástrico após ressecção cirúrgica. Chin J Cancer [Internet]. 5 Nov 2010 [citar 8 Set 2023];29(11):923–30. Disponível em: http://www.cjcsysu.cn/abstract.asp?idno=17225
80. Posteraro B, Persiani R, Dall'Armi V, Biondi A, Arzani D, Sicoli F, et al. Prognostic factors and outcomes in Italian patients undergoing curative gastric cancer surgery. Jornal Europeu de Oncologia Cirúrgica (EJSO) [Internet]. 1 de março de 2014 [citar 8 de setembro de 2023];40(3):345–51. Disponível em: https://www.sciencedirect.com/science/article/pii/S0748798313008743
81. Maconi G, Kurihara H, Panizzo V, Russo A, Cristaldi M, Marrelli D, et al. Cancro gástrico em doentes jovens sem sintomas de alarme: enfoque no atraso do diagnóstico, estádio da neoplasia e sobrevivência. Scandinavian Journal of Gastroenterology [Internet]. 1 Jan 2003 [citar 8 Set 2023];38(12):1249–55. Disponível em: https://doi.org/10.1080/00365520310006360
82. Stephens MR, Lewis WG, White S, Blackshaw GRJC, Edwards P, Barry JD, et al. Significado prognóstico dos sintomas de alarme em doentes com cancro gástrico. Br J Surg. Jul 2005;92(7):840–6.

83. Bowrey DJ, Griffin SM, Wayman J, Karat D, Hayes N, Raimes SA. A utilização de sintomas de alarme para selecionar dispépticos para endoscopia faz com que os doentes com cancro esofagogástrico curável sejam ignorados. Surg Endosc. Nov 2006;20(11):1725–8.
84. Zheng LN, Wen F, Xu P, Zhang S. Prognostic significance of malignant ascites in gastric cancer patients with peritoneal metastasis: A systemic review and meta-analysis. World J Clin Cases [Internet]. 26 Oct 2019 [cite 18 Aug 2022];7(20):3247–58. Disponível em: https://www.ncbi.nlm.nih.gov/pmc/articles/PMC6819285/
85. Irinoda T, Terashima M, Takagane A, Sasaki N, Abe K, Araya M, et al. O nível de antigénio carcinoembrionário na lavagem peritoneal é um fator de prognóstico em doentes com cancro gástrico. Oncology Reports [Internet]. 1 de maio de 1998 [citado 18 Ago 2022];5(3):661–7. Disponível em: https://www.spandidos-publications.com/10.3892/or.5.3.661
86. Kochi M, Fujii M, Kanamori N, Kaiga T, Kawakami T, Aizaki K, et al. Avaliação dos níveis séricos de CEA e CA19-9 como factores de prognóstico em pacientes com cancro gástrico. Gastric Cancer [Internet]. Dez 2000 [citar 18 Ago 2022];3(4):177–86. Disponível em: http://link.springer.com/10.1007/PL00011715
87. Maruyama T, Akashi Y, Hakoda H, Sako A, Ueda K, Kato S, et al. O CA19-9 pré-operatório é um fator de prognóstico em doentes com cancro gástrico pT3N0 submetidos a ressecção curativa. Langenbecks Arch Surg [Internet]. 13 May 2022 [cite 18 Aug 2022]; Disponível em: https://doi.org/10.1007/s00423-022-02551-3
88. Yu L, Jiang R, Chen W, Liu Y, Wang G, Gong X, et al. Novo indicador de prognóstico que combina indicadores inflamatórios e marcadores tumorais para o cancro gástrico [Internet]. In Review; 2022 Jun [cited 18 Aug 2022]. Disponível em: https://www.researchsquare.com/article/rs-1268760/v2
89. Kudou K, Saeki H, Nakashima Y, Kamori T, Kawazoe T, Haruta Y, et al. O rácio proteína C-reactiva/albumina é um fator de mau prognóstico da junção esofagogástrica e do cancro gástrico superior. J Gastroenterol Hepatol. Fev 2019;34(2):355–63.
90. Saito H, Kono Y, Murakami Y, Shishido Y, Kuroda H, Matsunaga T, et al. A albumina sérica pós-operatória é um potencial fator de prognóstico para os doentes mais velhos com cancro gástrico. Yonago Ata Med [Internet]. 2018 [citado 19 ago 2022];61(1):072–8. Disponível em: https://www.jstage.jst.go.jp/article/yam/61/1/61_2018.03.010/_article
91. Crumley ABC, Stuart RC, McKernan M, McMillan DC. A hipoalbuminemia é um fator de prognóstico independente em doentes com cancro gástrico? World J Surg [Internet]. Out 2010 [cite 18 Aug 2022];34(10):2393–8. Disponible sur: http://link.springer.com/10.1007/s00268-010-0641-y
92. Importância prognóstica da pontuação prognóstica de Glasgow baseada na inflamação em doentes com cancro gástrico | British Journal of Cancer [Internet]. [cited 8 Sep 2023]. Disponível em: https://www.nature.com/articles/bjc2012262
93. Lu J, Xu B, Xue Z, Xie J, Zheng C, Huang C, et al. CRP perioperatório: uma nova classificação baseada na inflamação no câncer gástrico para recorrência e benefício da quimioterapia. Cancer Med [Internet]. Jan 2021 [cite 18 Aug 2022];10(1):34–44. Disponível em: https://onlinelibrary.wiley.com/doi/10.1002/cam4.3514
94. Sakaguchi T, Watanabe A, Sawada H, Yamada Y, Tatsumi M, Fujimoto H, et al. Caraterísticas e resultados clínicos do cancro gástrico do terço proximal. Journal of the American College of Surgeons [Internet]. 1 Out 1998 [citar 8 Set 2023];187(4):352–7. Disponível em: https://www.sciencedirect.com/science/article/pii/S1072751598001914
95. Petrelli F, Ghidini M, Barni S, Steccanella F, Sgroi G, Passalacqua R, et al. Papel Prognóstico da Localização Primária do Tumor no Cancro Gástrico Não Metastático: Uma Revisão Sistemática e MetaAnálise de 50 Estudos. Ann Surg Oncol [Internet]. setembro de 2017 [cite 19 de agosto de

2022]; 24 (9): 2655–68. Disponible sur: http://link.springer.com/10.1245/s10434-017-5832-4
96. Song XH, Zhang WH, Kai-Liu, Chen XL, Zhao LY, Chen XZ, et al. Impacto prognóstico da classificação de Borrmann no cancro gástrico avançado: uma coorte retrospetiva de uma única instituição na China ocidental. World J Surg Onc [Internet]. dezembro de 2020 [citado 19 de agosto de 2022];18(1):204. Disponible sur: https://wjso.biomedcentral.com/articles/10.1186/s12957-020-01987-5
97. O tamanho do tumor como um indicador prognóstico simples para o carcinoma gástrico | SpringerLink [Internet]. [cite 8 set 2023]. Disponível em: https://link.springer.com/article/10.1007/BF02303796
98. Giuliani A, Caporale A, Bari MD, Demoro M, Gozzo P, Corona M, et al. Maximum Gastric Cancer Diameter as a Prognostic Indicator: Univariate and Multivariate Analysis.
99. Saito H, Osaki T, Murakami D, Sakamoto T, Kanaji S, Oro S, et al. Macroscopic tumor size as a simple prognostic indicator in patients with gastric cancer. The American Journal of Surgery [Internet]. 1 Sep 2006 [citar 9 Sep 2023];192(3):296–300. Disponível em: https://www.sciencedirect.com/science/article/pii/S0002961006002017
100. Liu X, Xu Y, Long Z, Zhu H, Wang Y. Significado Prognóstico do Tamanho do Tumor no Cancro Gástrico T3. Ann Surg Oncol [Internet]. 1 Jul 2009 [citar 9 Set 2023];16(7):1875–82. Disponível em: https://doi.org/10.1245/s10434-009-0449-x
101. Tsujitani S, Oka S, Saito H, Kondo A, Ikeguchi M, Maeta M, et al. Less invasive surgery for early gastric cancer based on the low probability of lymph node metastasis. Surgery [Internet]. 1 Feb 1999 [cite 9 Sep 2023];125(2):148–54. Disponível em: https://www.sciencedirect.com/science/article/pii/S0039606099702588
102. Diferentes Padrões de Recorrência no Cancro Gástrico Dependendo do Tipo Histológico de Lauren: Estudo Longitudinal | SpringerLink [Internet]. [cite 10 Sep 2023]. Disponible sur: https://link.springer.com/article/10.1007/s00268-002-6344-2
103. Moore JL, Davies AR, Santaolalla A, Van Hemelrijck M, Maisey N, Lagergren J, et al. Clinical Relevance of the Tumor Location-Modified Lauren Classification System for Gastric Cancer in a Western Population [Relevância clínica do sistema de classificação de Lauren modificado pela localização do tumor para o cancro gástrico numa população ocidental]. Ann Surg Oncol [Internet]. 1 de junho de 2022 [citado 19 de agosto de 2022];29(6):3911 – 20. Disponível em: https://doi.org/10.1245/s10434-021-11252-y
104. Nie RC, Yuan SQ, Li YF, Chen YM, Chen XJ, Zhu BY, et al. Caraterísticas Clinicopatológicas e Valor Prognóstico das Células do Anel de Sinete no Carcinoma Gástrico: Uma Meta-Análise. J Cancer [Internet]. 2017 [citado 19 ago 2022];8(17):3396–404. Disponível em: http://www.jcancer.org/v08p3396.htm
105. Li Y, Zhong Y, Xu Q, Zhu Z, Tian Y. Prognostic Significance of Signet Ring Cells in Gastric Cancer: The Higher Proportion, The Better Survival. Front Oncol [Internet]. 9 Nov 2021 [citado 19 Ago 2022];11:713587. Disponível em: https://www.frontiersin.org/articles/10.3389/fonc.2021.713587/full
106. Taghavi S, Jayarajan SN, Davey A, Willis AI. Prognostic Significance of Signet Ring Gastric Cancer [Significado prognóstico do cancro gástrico em anel de sinete]. J Clin Oncol [Internet]. 1 Out 2012 [citar 10 Set 2023];30(28):3493–8. Disponível em: https://www.ncbi.nlm.nih.gov/pmc/articles/PMC3454770/
107. Roy P, Piard F, Dusserre-Guion L, Martin L, Michiels-Marzais D, Faivre J. Comparação prognóstica das classificações patológicas do cancro gástrico: um estudo de base populacional: Prognosis of gastric cancer. Histopathology [Internet]. Out 1998 [citar 19 Ago 2022];33(4):304–10. Disponible sur:

http://doi.wiley.com/10.1046/j.1365-2559.1998.00534.x
108. Inoue K, Nakane Y, Michiura T, Nakai K, Iiyama H, Sato M, et al. A classificação histopatológica não afecta a sobrevivência após cirurgia R0 para cancro gástrico. European Journal of Surgical Oncology (EJSO) [Internet]. Sep 2002 [cite 19 Aug 2022];28(6):633–6. Disponível em: https://linkinghub.elsevier.com/retrieve/pii/S0748798302913107
109. Zhang CD, Ning FL, Zeng XT, Dai DQ. Invasão linfovascular como preditor de metástases linfonodais e fator de prognóstico em doentes com cancro gástrico com menos de 70 anos de idade: uma análise retrospetiva. International Journal of Surgery [Internet]. maio de 2018 [citar 19 ago 2022];53:214–20. Disponível em: https://linkinghub.elsevier.com/retrieve/pii/S1743919118306721
110. Kikuchi E, Margulis V, Karakiewicz PI, Roscigno M, Mikami S, Lotan Y, et al. Lymphovascular Invasion Predicts Clinical Outcomes in Patients With Node-Negative Upper Tract Urothelial Carcinoma. J Clin Oncol [Internet]. 1 Feb 2009 [cite 10 Sep 2023];27(4):612–8. Disponível em: https://www.ncbi.nlm.nih.gov/pmc/articles/PMC2737380/
111. A invasão perineural como fator de recorrência do cancro gástrico - Tanaka - 1994 - Cancro - Biblioteca Online Wiley [Internet]. [cite 10 set 2023]. Disponible sur: https://acsjournals.onlinelibrary.wiley.com/doi/abs/10.1002/1097-0142(19940201)73:3%3C550::AID-CNCR2820730309%3E3.0.CO;2-0
112. Duraker N, §i$man S, Can G. The Significance of Perineural Invasion as a Prognostic Fator in Patients with Gastric Carcinoma. Surgery Today [Internet]. 1 Feb 2003 [cited 19 Aug 2022];33(2):95–100. Disponible sur: http://link.springer.com/10.1007/s005950300020
113. Ajani JA, D'Amico TA, Bentrem DJ, Chao J, Cooke D, Corvera C, et al. Cancro gástrico, Versão 2.2022, Diretrizes de Prática Clínica em Oncologia da NCCN. Jornal da National Comprehensive Cancer Network [Internet]. 1 de fevereiro de 2022 [citado 6 de agosto de 2022];20(2):167–92. Disponível em: https://jnccn.org/view/journals/jnccn/20/2/article-p167.xml
114. Bando E, Makuuchi R, Irino T, Tanizawa Y, Kawamura T, Terashima M. Validação do impacto prognóstico do novo estadiamento clínico tumor-nódulo-metástase em doentes com cancro gástrico. Gastric Cancer [Internet]. 1 jan 2019 [cite 10 set 2023];22(1):123–9. Disponível em: https://doi.org/10.1007/s10120-018-0799-9
115. Federico Coccolini FG, Domenico Iusco CG. Carcinomatose peritoneal. Revista Mundial de Gastroenterologia [Internet]. 7 Nov 2013 [cite 20 Aug 2022];19(41):6979–94. Disponível em: https://www.wjgnet.com/1007-9327/full/v19/i41/6979.htm
116. Fujisaki S, Tomita R, Nezu T, Kimizuka K, Park E, Fukuzawa M. Prognostic studies on gastric cancer with concomitant liver metastases. Hepatogastroenterology. 1 de maio de 2001;48(39):892–4.
117. Ji X, Yan Y, Bu ZD, Li ZY, Wu AW, Zhang LH, et al. A extensão ideal da gastrectomia para o cancro gástrico do terço médio: a gastrectomia subtotal distal é superior à gastrectomia total no efeito a curto prazo sem sacrificar a sobrevivência a longo prazo. BMC Cancer [Internet]. 19 maio 2017 [cite 20 ago 2022];17(1):345. Disponível em: https://doi.org/10.1186/s12885-017-3343-0
118. Weledji EP. Os princípios do tratamento cirúrgico do cancro gástrico. IJS Oncologia [Internet]. 12 Jul 2017 [citado 20 Ago 2022];2(7):11. Disponible sur: https://www.ijsoncology.com/article/10.1097/IJ9.0000000000000011/
119. Qi J, Zhang P, Wang Y, Chen H, Li Y. A Gastrectomia Total Proporciona Melhores Resultados do que a Gastrectomia Subtotal Distal para o Cancro Gástrico Distal? Uma Revisão Sistemática e Meta-Análise. Zhou Y, editor. PLoS ONE [Internet]. 26 Oct 2016 [cite 20 Aug 2022];11(10):e0165179. Disponível em: https://dx.plos.org/10.1371/journal.pone.0165179
120. Liu Z, Feng F, Guo M, Liu S, Zheng G, Xu G, et al. Distal gastrectomy versus total gastrectomy for

distal gastric cancer. Medicina (Baltimore) [Internet]. 3 Feb 2017 [citado 20 Aug 2022];96(5):e6003. Disponível em: https://www.ncbi.nlm.nih.gov/pmc/articles/PMC5293459/

121. Roukos DH, Kappas AM. Perspectivas no tratamento do cancro gástrico. Nat Rev Clin Oncol [Internet]. Fev 2005 [citar 11 Set 2023];2(2):98 –107. Disponível em: https://www.nature.com/articles/ncponc0099

122. Gouzi JL, Huguier M, Fagniez PL, Launois B, Flamant Y, Lacaine F, et al. Total versus subtotal gastrectomy for adenocarcinoma of the gastric antrum. Um estudo prospetivo controlado francês. Ann Surg [Internet]. Fev 1989 [citar 11 Set 2023];209(2):162–6. Disponível em: https://www.ncbi.nlm.nih.gov/pmc/articles/PMC1493901/

123. Meyer HJ, Wilke H. Estratégias de tratamento no cancro gástrico. Dtsch Arztebl Int [Internet]. Out 2011 [citar 11 Set 2023];108(41):698–706. Disponível em: https://www.ncbi.nlm.nih.gov/pmc/articles/PMC3221435/

124. Roberts P, Seevaratnam R, Cardoso R, Law C, Helyer L, Coburn N. Revisão sistemática da pancreaticoduodenectomia para o cancro gástrico localmente avançado. Cancro Gástrico. setembro de 2012;15 Suplemento 1:S108-115.

125. Nohria A, Kaslow SR, Hani L, He Y, Sacks GD, Berman RS, et al. Outcomes After Surgical Palliation of Patients With Gastric Cancer (Resultados após paliação cirúrgica de doentes com cancro gástrico). Jornal de Pesquisa Cirúrgica [Internet]. 1 Nov 2022 [citado 20 Ago 2022];279:304–11. Disponível em: https://www.sciencedirect.com/science/article/pii/S0022480422003730

126. Kulig P, Sierzega M, Kowalczyk T, Kolodziejczyk P, Kulig J. Non-curative gastrectomy for metastatic gastric cancer: Rationale and long-term outcome in multicenter settings. Jornal Europeu de Oncologia Cirúrgica (EJSO) [Internet]. 1 de junho de 2012 [citar 11 de setembro de 2023];38(6):490–6. Disponível em: https://www.sciencedirect.com/science/article/pii/S0748798312000376

127. Doglietto GB, Pacelli F, Caprino P, Sgadari A, Crucitti F. Surgery: Independent Prognostic Fator in Curable and Far Advanced Gastric Cancer. World J Surg [Internet]. abril 2000 [citado 20 Ago 2022];24(4):459–64. Disponible sur: http://link.springer.com/10.1007/s002689910073

128. Lee SR, Kim HO, Son BH, Shin JH, Yoo CH. Gastrectomia Total Assistida por Laparoscopia Versus Gastrectomia Total Aberta para Cancro Gástrico Superior e Médio em Resultados a Curto e Longo Prazo. Surgical Laparoscopy Endoscopy & Percutaneous Techniques [Internet]. june 2014 [cite 20 aug 2022];24(3):277–82. Disponível em: https://journals.lww.com/surgical-laparoscopy/Abstract/2014/06000/Laparoscopic_assisted_Total_Gastrectomy_Versus.18.aspx

129. Seevaratnam R, Bocicariu A, Cardoso R, Mahar A, Kiss A, Helyer L, et al. A meta-analysis of D1 versus D2 lymph node dissection. Gastric Cancer [Internet]. Sep 2012 [cite 21 Aug 2022];15(S1):60–9. Disponible sur: http://link.springer.com/10.1007/s10120-011-0110-9

130. Dent DM, Madden MV, Price SK. Randomized comparison of R1 and R2 gastrectomy for gastric carcinoma. British Journal of Surgery [Internet]. 1 Feb 1988 [cited 11 Sep 2023];75(2):110–2. Disponível em: https://doi.org/10.1002/bjs.1800750206

131. Faiz Z, Hayashi T, Yoshikawa T. Lymph node dissection for gastric cancer: Establishment of D2 and the current position of splenectomy in Europe and Japan (Dissecção de gânglios linfáticos para o cancro gástrico: estabelecimento de D2 e posição atual da esplenectomia na Europa e no Japão). Jornal Europeu de Cirurgia
Oncology [Internet]. Set 2021 [citar 20 Ago 2022];47(9):2233–6. Disponível em: https://linkinghub.elsevier.com/retrieve/pii/S0748798321004479

132. Cunningham D, Allum WH, Stenning SP, Thompson JN, Van de Velde CJH, Nicolson M, et al. Perioperative Chemotherapy versus Surgery Alone for Resectable Gastroesophageal Cancer. New

England Journal of Medicine [Internet]. 6 jul 2006 [citado 21 ago 2022];355(1):11–20. Disponível em: https://doi.org/10.1056/NEJMoa055531

133. Su PF, Yu JC. Progresso na terapia neoadjuvante para o cancro gástrico (Revisão). Oncology Letters [Internet]. 1 de junho de 2022 [citado 21 de agosto de 2022];23(6):1–11. Disponível em: https://www.spandidos- publications.com/10.3892/ol.2022.13292

134. Ychou M, Boige V, Pignon JP, Conroy T, Bouche O, Lebreton G, et al. Quimioterapia perioperatória comparada com cirurgia isolada para adenocarcinoma gastroesofágico ressecável: um ensaio multicêntrico de fase III do FNCLCC e do FFCD. JCO [Internet]. 1 de maio de 2011 [citar 21 Ago 2022];29(13):1715–21. Disponível em: https://ascopubs.org/doi/10.1200/JCO.2010.33.0597

135. Al-Batran SE, Homann N, Pauligk C, Goetze TO, Meiler J, Kasper S, et al. Perioperatório quimioterapia com fluorouracil mais leucovorina, oxaliplatina e docetaxel versus fluorouracil ou capecitabina mais cisplatina e epirrubicina para adenocarcinoma gástrico ou da junção gastro-esofágica localmente avançado e ressecável (FLOT4): um ensaio aleatório de fase 2/3. The Lancet [Internet]. maio de 2019 [citado 21 Ago 2022];393(10184):1948–57. Disponível em: https://linkinghub.elsevier.com/retrieve/pii/S0140673618325571

136. Wang K, Ren Y, Ma Z, Li F, Cheng X, Xiao J, et al. Docetaxel, oxaliplatina, leucovorina e 5-fluorouracil (FLOT) como quimioterapia pré-operatória e pós-operatória em comparação com cirurgia seguida de quimioterapia para doentes com cancro gástrico localmente avançado: uma análise baseada na pontuação de propensão. Cancer Management and Research [Internet]. 31 dez 2019 [citar 12 set 2023];11:3009–20. Disponível em: https://www.tandfonline.com/doi/abs/10.2147/CMAR.S200883

137. De Andrade JP, Ahn HS, Chao J, Melstrom LG, Paz IB, Fong Y, et al. Tumor response score with neoadjuvant FLOT versus FOLFOX in gastric cancer patients: Results from a United States-based cohort. JCO [Internet]. 20 de maio de 2020 [citado 21 de agosto de 2022];38(15_suppl):e16573–e16573. Disponível em: https://ascopubs.org/doi/abs/10.1200/JCO.2020.38.15_suppl.e16573

138. Macdonald JS, Smalley SR, Benedetti J, Hundahl SA, Estes NC, Stemmermann GN, et al. Chemoradiotherapy after Surgery Compared with Surgery Alone for Adenocarcinoma of the Stomach or Gastroesophageal Junction. New England Journal of Medicine [Internet]. 2001 Sep 6 [cited 2022 Aug 21];345(10):725–30. Disponível em: https://doi.org/10.1056/NEJMoa010187

139. Cats A, Jansen EPM, van Grieken NCT, Sikorska K, Lind P, Nordsmark M, et al. Quimioterapia versus quimiorradioterapia após cirurgia e quimioterapia pré-operatória para cancro gástrico ressecável (CRITICS): um ensaio internacional, aberto e aleatório de fase 3. The Lancet Oncology [Internet]. maio de 2018 [citado 21 ago 2022];19(5):616–28. Disponível em: https://linkinghub.elsevier.com/retrieve/pii/S1470204518301323

140. Bang Y, Kim YW, Yang H, Chung HC, Park Y, Lee K, et al. Adjuvant capecitabine and oxaliplatin for gastric cancer: Results of the phase III CLASSIC trial. JCO [Internet]. 20 de junho de 2011 [citado 22 de agosto de 2022];29(18_suppl):LBA4002–LBA4002. Disponível em: https://ascopubs.org/doi/abs/10.1200/jco.2011.29.18_suppl.lba4002

141. Kakeji Y, Yoshida K, Kodera Y, Kochi M, Sano T, Ichikawa W, et al. Resultados de três anos de um ensaio aleatório de fase III que compara a quimioterapia adjuvante com S-1 mais docetaxel versus S-1 sozinho no cancro gástrico em fase III: JACCRO GC-07. Gastric Cancer [Internet]. Jan 2022 [citado 21 Ago 2022];25(1):188–96. Disponible sur: https://link.springer.com/10.1007/s10120-021-01224-2

142. Pietrantonio F, Miceli R, Raimondi A, Kim YW, Kang WK, Langley RE, et al. Meta-análise de dados individuais de pacientes do valor da instabilidade de microssatélites como biomarcador no câncer gástrico. J Clin Oncol. 10 de dezembro de 2019; 37 (35): 3392–400.

143. David C, Naureen S, Sheela R, Timothy I, Marianne N, Fareeda C, et al. Capecitabine and

Oxaliplatin for Advanced Esophagogastric Cancer. n engl j med. 2008;
144. Al-Batran SE, Hartmann JT, Probst S, Schmalenberg H, Hollerbach S, Hofheinz R, et al. Fase III Trial in Metastatic Gastroesophageal Adenocarcinoma with Fluorouracil, Leucovorin Plus Either Oxaliplatin or Cisplatin: A Study of the Arbeitsgemeinschaft Internistische Onkologie. JCO [Internet]. 20 de março de 2008 [citado 22 Ago 2022];26(9):1435–42. Disponível em: https://ascopubs.org/doi/10.1200/JCO.2007.13.9378
145. Guimbaud R, Louvet C, Ries P, Ychou M, Maillard E, Andre T, et al. Prospective, Randomized, Multicenter, Phase III Study of Fluorouracil, Leucovorin, and Irinotecan Versus Epirubicin, Cisplatin, and Capecitabine in Advanced Gastric Adenocarcinoma: A French Intergroup (Federation Francophone de Cancerologie Digestive, Federation Nationale des Centres de Lutte Contre le Cancer, and Groupe Cooperateur Multidisciplinaire en Oncologie) Study. JCO [Internet]. 1 Nov 2014 [citar 14 Set 2023];32(31):3520–6. Disponível em: https://ascopubs.org/doi/10.1200/JCO.2013.54.1011
146. Webb A, Cunningham D, Scarffe JH, Harper P, Norman A, Joffe JK, et al. Ensaio aleatório que compara epirrubicina, cisplatina e fluorouracil com fluorouracil, doxorrubicina e metotrexato no cancro esofagogástrico avançado. JCO [Internet]. Jan 1997 [citar 14 Set 2023];15(1):261–7. Disponível em: https://ascopubs.org/doi/10.1200/JCO.1997.15.1.261
147. Waters JS, Norman A, Cunningham D, Scarffe JH, Webb A, Harper P, et al. Long-term survival after epirubicin, cisplatin and fluorouracil for gastric cancer: results of a randomized trial. Br J Cancer [Internet]. abril de 1999 [citado em 22 de agosto de 2022];80(1-2):269–72. Disponível em: http://www.nature.com/articles/6690350
148. Zhu X, Huang M, Wang Y, Feng W, Chen Z, He Y, et al. Regime duplo XELOX versus regime triplo EOX como tratamento de primeira linha para o cancro gástrico avançado: Um ensaio aberto, multicêntrico, aleatório, prospetivo de fase III (EXELOX). Cancer Communications [Internet]. Abr 2022 [citar 14 Set 2023];42(4):314–26. Disponível em: https://onlinelibrary.wiley.com/doi/10.1002/cac2.12278
149. Van Cutsem E, Moiseyenko VM, Tjulandin S, Majlis A, Constenla M, Boni C, et al. Phase III Study of Docetaxel and Cisplatin Plus Fluorouracil Compared With Cisplatin and Fluorouracil As First-Line Therapy for Advanced Gastric Cancer: A Report of the V325 Study Group [Estudo de Fase III de Docetaxel e Cisplatina mais Fluorouracil Comparado com Cisplatina e Fluorouracil como Terapia de Primeira Linha para Cancro Gástrico Avançado: Um Relatório do Grupo de Estudo V325]. JCO [Internet]. 1 Nov 2006 [citado 22 Ago 2022];24(31):4991–7. Disponível em: https://ascopubs.org/doi/10.1200/JCO.2006.06.8429
150. Shah MA, Janjigian YY, Stoller R, Shibata S, Kemeny M, Krishnamurthi S, et al. Estudo multicêntrico e aleatório de fase II de docetaxel, cisplatina e fluorouracilo modificados (DCF) versus DCF mais suporte de factores de crescimento em doentes com adenocarcinoma gástrico metastático: um estudo do
Consórcio do Cancro Gástrico dos EUA. JCO [Internet]. 20 Nov 2015 [citar 14 Set 2023];33(33):3874–9. Disponível em: https://ascopubs.org/doi/10.1200/JCO.2015.60.7465
151. Bang YJ, Van Cutsem E, Feyereislova A, Chung HC, Shen L, Sawaki A, et al. Trastuzumab em combinação com quimioterapia versus quimioterapia isolada para o tratamento do cancro gástrico avançado HER2-positivo ou do cancro da junção gastro-esofágica (ToGA): um ensaio clínico aleatório de fase 3, aberto. The Lancet [Internet]. agosto de 2010 [citado 23 ago 2022];376(9742):687–97. Disponível em: https://linkinghub.elsevier.com/retrieve/pii/S014067361061121X
152. Ryu MH, Yoo C, Kim JG, Ryoo BY, Park YS, Park SR, et al. Estudo multicêntrico de fase II de trastuzumab em combinação com capecitabina e oxaliplatina para cancro gástrico avançado. European Journal of Cancer [Internet]. março de 2015 [citar 14 de setembro de 2023];51(4):482–8.

Disponível em: https://linkinghub.elsevier.com/retrieve/pii/S0959804915000040
153. Soularue E, Cohen R, Tournigand C, Zaanan A, Louvet C, Bachet JB, et al. Eficácia e segurança do trastuzumab em combinação com quimioterapia à base de oxaliplatina e fluorouracil para pacientes com adenocarcinoma gástrico metastático HER2-positivo e da junção gastro-esofágica: Um estudo retrospetivo. Boletim do Cancro [Internet]. Abr 2015 [citar 14 Set 2023];102(4):324–31. Disponível em: https://linkinghub.elsevier.com/retrieve/pii/S000745511500048X
154. Chung HC, Bang YJ, S Fuchs C, Qin SK, Satoh T, Shitara K, et al. Pembrolizumab/placebo de primeira linha mais trastuzumab e quimioterapia em cancro gástrico avançado HER2-positivo: KEYNOTE-811. Future Oncology [Internet]. Feb 2021 [cite 14 Sep 2023];17(5):491–501. Disponível em: https://www.futuremedicine.com/doi/10.2217/fon-2020-0737
155. Janjigian YY, Maron SB, Chatila WK, Millang B, Chavan SS, Alterman C, et al. Pembrolizumab e trastuzumab de primeira linha no cancro HER2-positivo do esófago, gástrico ou da junção gastro-esofágica: um ensaio de fase 2 aberto, de braço único. The Lancet Oncology [Internet]. 1 de junho de 2020 [citado 23 de agosto de 2022];21(6):821–31. Disponível em: https://www.thelancet.com/journals/lanonc/article/PIIS1470-2045(20)30169-8/fulltext
156. Janjigian YY, Shitara K, Moehler M, Garrido M, Salman P, Shen L, et al. Nivolumab de primeira linha mais quimioterapia versus quimioterapia isolada para adenocarcinoma gástrico avançado, junção gastro-esofágica e adenocarcinoma esofágico (CheckMate 649): um ensaio aleatório, aberto, fase 3. The Lancet [Internet]. Jul 2021 [citar 14 Set 2023];398(10294):27–40. Disponível em: https://linkinghub.elsevier.com/retrieve/pii/S0140673621007972
157. Boku N, Ryu MH, Kato K, Chung HC, Minashi K, Lee KW, et al. Segurança e eficácia do nivolumab em combinação com S-1/capecitabina mais oxaliplatina em doentes com cancro da junção gástrica/gastroesofágica previamente não tratado, irressecável, avançado ou recorrente: resultados provisórios de um ensaio aleatório de fase II (ATTRACTION-4). Annals of Oncology [Internet]. fev 2019 [citar 14 set 2023];30(2):250–8. Disponível em: https://linkinghub.elsevier.com/retrieve/pii/S0923753419310361
158. Ford HER, Marshall A, Bridgewater JA, Janowitz T, Coxon FY, Wadsley J, et al. Docetaxel versus controlo ativo dos sintomas para o adenocarcinoma refratário do esófago e do estômago (COUGAR-02): um ensaio clínico aleatório de fase 3, aberto. The Lancet Oncology [Internet]. Jan 2014 [citar 14 Set 2023];15(1):78–86. Disponível em: https://linkinghub.elsevier.com/retrieve/pii/S1470204513705497
159. Hironaka S, Ueda S, Yasui H, Nishina T, Tsuda M, Tsumura T, et al. Estudo de fase III, aleatório e aberto, que compara o irinotecano com o paclitaxel em doentes com cancro gástrico avançado sem metástases peritoneais graves após insucesso da quimioterapia combinada anterior com fluoropirimidina e platina: ensaio WJOG 4007. JCO [Internet]. 10 dez 2013 [citar 14 set 2023];31(35):4438–44. Disponível em: https://ascopubs.org/doi/10.1200/JCO.2012.48.5805
160. Ramucirumab monotherapy for previously treated advanced gastric or gastro-oesophageal junction adenocarcinoma (REGARD): an international, randomised, multicentre, placebo- controlled, phase 3 trial - The Lancet [Internet]. [cited 14 Sep 2023]. Disponível em: https://www.thelancet.com/journals/lancet/article/PIIS0140-6736(13)61719-5/fulltext
161. Wilke H, Muro K, Cutsem EV, Oh SC, Bodoky G, Shimada Y, et al. Ramucirumab mais paclitaxel versus placebo mais paclitaxel em doentes com adenocarcinoma gástrico avançado ou da junção gastro-esofágica previamente tratados (RAINBOW): um ensaio de fase 3 aleatório e em dupla ocultação. The Lancet Oncology [Internet]. 1 Out 2014 [citar 14 Set 2023];15(11):1224–35. Disponível em: https://www.thelancet.com/journals/lanonc/article/PIIS1470-2045(14)70420-6/fulltext
162. Shitara K, Ozguroglu M, Bang YJ, Di Bartolomeo M, Mandala M, Ryu MH, et al. Pembrolizumab

versus paclitaxel para cancro gástrico avançado ou da junção gastro-esofágica previamente tratado (KEYNOTE-061): um ensaio aleatório, aberto, controlado, de fase 3. The Lancet [Internet]. Jul 2018 [citar 14 Set 2023];392(10142):123–33. Disponível em: https://linkinghub.elsevier.com/retrieve/pii/S0140673618312571

163. Trifluridina/tipiracil versus placebo em doentes com cancro gástrico metastático fortemente pré-tratado (TAGS): um ensaio de fase 3 aleatório, em dupla ocultação, controlado por placebo - The Lancet Oncology [Internet]. [cited 14 Sep 2023]. Disponível em: https://www.thelancet.com/journals/lanonc/article/PIIS1470-2045(18)30739-3/fulltext

164. Shitara K, Bang YJ, Iwasa S, Sugimoto N, Ryu MH, Sakai D, et al. Trastuzumab Deruxtecan in Previously Treated HER2-Positive Gastric Cancer. N Engl J Med [Internet]. 18 de junho de 2020 [citado 14 de setembro de 2023];382(25):2419–30. Disponível em: http://www.nejm.org/doi/10.1056/NEJMoa2004413

165. Bonnot PE, Piessen G, Kepenekian V, Decullier E, Pocard M, Meunier B, et al. Cytoreductive Surgery With or Without Hyperthermic Intraperitoneal Chemotherapy for Gastric Cancer With Peritoneal Metastases (CYTO-CHIP study): A Propensity Score Analysis. JCO [Internet]. 10 ago 2019 [cite 15 set 2023];37(23):2028–40. Disponível em: https://ascopubs.org/doi/10.1200/JCO.18.01688

166. Rau B, Lang H, Konigsrainer A, Gockel I, Rau HG, Seeliger H, et al. 1376O O efeito da quimioterapia intraperitoneal hipertérmica (HIPEC) sobre a cirurgia citorredutora (CRS) no cancro gástrico (CG) com metástases peritoneais síncronas (PM): Um ensaio multicêntrico aleatório de fase III (GASTRIPEC-I-trial). Annals of Oncology [Internet]. Set 2021 [citar 15 Set 2023];32:S1040. Disponível em: https://linkinghub.elsevier.com/retrieve/pii/S0923753421037145

167. Zhang JF, Lv L, Zhao S, Zhou Q, Jiang CG. Hyperthermic Intraperitoneal Chemotherapy (HIPEC) Combined with Surgery: A 12-Year Meta-Analysis of this Promising Treatment Strategy for Advanced Gastric Cancer at Different Stages. Ann Surg Oncol [Internet]. 1 de maio de 2022 [citado 23 de agosto de 2022];29(5):3170–86. Disponível em: https://doi.org/10.1245/s10434-021-11316-z

Apêndice

Apêndice 1

Ficha de informação

Ficheiro nº:
Nome completo:
Data de entrada:
Data de lançamento:
Duração do internamento hospitalar:
Endereço:
Tel:
Idade:
sexo: M :   F:
Origem: urbano: rural:
Função:
Hábitos: Tabaco( ) se sim PA: Álcool( ) Dieta: -Salgados ( )
-nitrosaminas/des (   )
-conservas/temperos ( )
História pessoal:
-Médico: -HTA:
-Diabetes:
-Ulcere:
-Infeção por HP:
-Insuficiência respiratória/cardíaca/coronária/renal
-Distúrbios do ritmo:
-ADK gástrico:
-Cancro da mama/do ovário/colorrectal: -Outro:
-Cirúrgico: -Cirurgia gástrica/gastrectomia:
-Cirurgia abdominal/ginecológica/mamária:
-Outros:
História familiar: -Tumores 1:colorrectal, 2:gástrico, 3:da mama, 4:do ovário
-Síndrome do almoço:
-Gastrectomia se sim -idade da gastrectomia( )
-razão da gastrecomia:
Factores de risco: -Gastrite atrófica crónica a HP:
-Doença de Biermer:
-Doença de Menetrier:
-Pólipos gástricos:
-Úlcera gástrica:
-Gastrectomia parcial:
-Infeção por EBV:
Motivo da consulta: -Epigastralgia/Dor abdominal:
-Disfagia:
-Vómitos:
-Massa epigástrica:
-GERD:
-Anemia:

-Hemorragia digestiva (hematémese/melena):
-AEG(Astenia/anorexia/perda de peso se sim -perda de peso<10%) ou >10
-Fígado secundário:
-Ascites:
-Ictere:
-Bater as palmas das mãos com o estômago vazio:
-Outros:
Exame clínico: - Sem anomalias:
-Pontuação da ASA:
-Sensibilidade epigástrica:
-Massa epigástrica:
-Distensão abdominal/Ascite:
-Defesa/Contratação:
-Gânglio de Troisier:
-HMG: cm
-Síndrome paraneoplásico:
-IMC: Kg/m^2
-TR: -Não feito
-Normal:
-Massa ovárica:
-Nódulo de carcinose:
-melena:
Outros testes:

* Biologia: GS:	GB:	LDH:
HB:	Brochuras:	Albumina:
VGM:	PRC:	Marcadores tumorais:
TCMH:		-ACE:

-CA19-9:
*FOGD: -Data:
-Data da biopsia:
-Localização:
-Número de lâminas:
-Assento: -antre:
-Corpo gástrico:
-pequena curvatura:
-Subcárdio proximal:
-cardia:
-o estômago inteiro:
-tamanho em mm:
-Número de lesões:
►Aspect macro: -vegetant-bourgeonnant
-ulcere
-infiltrante/rígido
-stenosing:
Distância às arcadas dentárias:

Distância/cardia:
►Exame anapático:
-Grau de diferenciação: Baixo grau: bem diferenciado:
-moderadamente diferenciado:
Alta qualidade:-não muito diferente:
-não há diferença:
com células independentes:
- Embolia vascular:
-Bainha perineural:
Avaliação da extensão:
-Rx Tórax: -normal
-metástases
imagem não suspeita
-Ultrassonografia abdominal: -não realizada
-normal
-Metástases hepáticas (número: tamanho:)
-ascite (sem/baixa/média/grande abundância)
-Suspeita de ADP: -não:
-sim (assento:)
-Nódulo de carcinose: não/sim
-Lesão ovárica: não/unilateral/bilateral
-TAC: -Tamanho do tumor (cm):
-aparecimento do tumor gástrico:
1:espessamento focal sem ingestão de PDC (T1)
2: CPD transmural com envolvimento de uma camada média ou externa e/ou espessamento regular da parede associado a bandas finas na gordura perigástrica (T2)
3: envolvimento da serosa sem envolvimento dos órgãos de
bairro (T3)
4: extensão a órgãos vizinhos (T4)
(órgão invadido:)
- Fígado: 0:normal 1:lesão secundária2: lesão benigna
número: assento por segmento: tamanho(mm):
- Pulmão: 0:normal 1:metástase pulmonar 2:metástase pleural 3:metástase linfonodal
número: assento: tamanho(mm):
- Extensão vascular: 0:não1 :sim
assento:
- Carcinose: 0:não1 :local2 :difusa
- Ascite: 0:não 1:baixa 2:média 3:elevada abundância
- Metástases nos ovários: 0:não 1:unilateral 2:bilateral
- Metástases na suprarrenal: 0:não 1:unilateral 2:bilateral
- Metástases ósseas: 0:não1 :sim
-Eco-endoscopia: 0:não efectuada1 :efectuada
-Invasão parietal: 1: mucosa
2:sob a mucosa
3:muscular
4:sereuse
-Perigástrica ADP: 0:não1 :não suspeita 2:suspeita
número:
-Laparoscopia de diagnóstico: 0:não efectuada
1:carcinose

2:Metástases hepáticas
3:ascite
4:massa ovariana
-RMN: 0:não efectuado1 :efectuado
-Tamanho (cm):
-aspeto:
- Fígado: 0:normal 1:lesão secundária 2:lesão benigna
número: assento por segmento: tamanho em mm:
- Extensão abdominal: 0:não1 :sim
número: tamanho: assento:
assento:
- Carcinose: 0:não 1:local2 :difusa
- Ascite: 0:não 1:baixa 2:média 3:elevada abundância
- Metástases nos ovários: 0:não 1:unilateral 2:bilateral
- Metástases na suprarrenal: 0:não 1:unilateral 2:bilateral
Extensão do tumor:
^locoregional: -Perigástrica ADP
-infiltração de gordura
-órgãos de vizinhança
-espessamento parietal (>10mm)
^A distância: -Ascite
-Nódulo de carcinose
-Metástases hepáticas
-Metástases do ovário
-Metástases ósseas
-Outros:
Estádio TNM:
Estádio UICC 2016:
Tratamento: 0:primeira cirurgia
1:quimioterapia neoadjuvante
- Data da cirurgia:
- Preparação pré-operatória: 0:não efectuada 1:regime sem resíduos 2:PEG
- Transfusão pré-operatória: 0:não 1:sim
número de RGCs:
- Hiperalimentação parental: 0:não1 :sim
- Abordagem: 1:laparoscopia 2:laparotomia
-Duração do funcionamento (em min):
-Exploração cirúrgica:
-Localização: antro, piloro/ corpo/ pequena curvatura/ subcárdio proximal/ cárdia/ paragástrico
-Tamanho em mm:
-Aparência do cartão: 0:não1 :sim
-Sangramento ativo: 0:não1 :ligeiro2 :grande abundância
- Biópsia da parede gástrica: 0:não 1:efectuada e positiva 2:efectuada e negativa
- Invasão de órgãos vizinhos: 0:não 1:sim
- Órgãos invadidos: fígado esquerdo/ VB/ cabeça do pâncreas/ corpo do pâncreas/ cauda do pâncreas/ baço/ cólon/ vesícula biliar/ mesocólon transverso/ parede abdominal, diafragma
- Exame hepático: 0:normal/ 1:lesão suspeita/ 2:lesão benigna
-sede: número: tamanho:

-biópsia do fígado: 0:não efectuada 1:biópsia positiva
2: biópsia negativa
- Carcinose peritoneal: 0:não 1:localizada2 :difusa
biópsia peritoneal extemporânea: 0:não efectuada 1:biópsia positiva
2: biópsia negativa
- Ascite: 0:não 1:baixa2 :média3 :elevada abundância
- ADP: 0:não 1:grupo I(1^6) 2:grupo II(7^11) 3:grupo III: lig GG
hepato duodenal e retropancreático 4:grupo IV: GG para a aorta, cólica transversa
- Invasão de Vx: 0:não1 :sim
assento:
- Aspeto dos ovários: 0:normal1 :tumor unilateral2 :tumor bilateral
-Tipo de ressecção: 1:total 2:parcial
- Tipo de procedimentos associados à gastrectomia alargada: DPC/ SPC/ pancreatectomia
caudal/ esplenectomia/ ressecção do cólon/ ressecção do enxerto/ colecistectomia/ hepatectomia esquerda/ mesocólon transverso
- Anexectomia: 0:não1 :sim
- Tipo de limpeza: 0:D01 :D12 :D1. 53:D24:D3
número de GGs recolhidos:
número de GGs invadidos:
-Tipo de montagem da anastomose:
1: Anastomose eso-jejunal em forma de Y
2:anastomose ómega eso-jejunal
3:Anastomose gastro-jejunal do tipo POLYA
4:Anastomose gastro-jejunal do tipo Finsterer
-1:técnica de anastomose manual 2:mecânica
-Tipo de drenagem: 0:não feito1 :passivo2 :ativo
-Jejunostomia de alimentação: 0:não 1:sim
-Extempo nas margens: 0:não feito 1:saudável2 :coberto de vegetação
-Transfusão intra-operatória: 0:não 1:sim
número de CGRs transfundidos no intra-operatório
-Transfusão pós-operatória: 0:não 1:sim
Incidentes intra-operatórios: 0:não1 :ferida arterial2 :ferida venosa
3:vesícula biliar 4:ferida digestiva
- Incidentes anestésicos: 0:não 1:sim
Tipo:
Acompanhamento pós-operatório
-Sequências simples: 0:sim 1:não
-Opacificação digestiva TOGD d7/d10: 0:não efectuado
1:fístula
2:anastomoses apertadas
-Prova azul: 0:não feito1 :negativo2 :positivo
-Tipo de alimentação: 1:jejunostomia2 :parentérica
-Tempo necessário para retomar a alimentação oral, em dias:
-Tolerância da alimentação oral: 1:bom
2:disfagia
3:vómitos
4:refluxo

5:restrição alimentar

Quimioterapia:

	TAC neoadjuvante	TAC adjuvante	TC paliativa
DATA			
TIPO			
Tratamento de 1ª linha			
Tratamento de 2ª linha			
Cura de 3ª linha			
Evolução			

RT-CT simultânea:
-Data:
-Tipo:
-Número de curas:
Evolução: 1-estável
2-remissão
3-progressão: sim
4 peças: sim
Data da última inspeção:
Acompanhamento: (meses):
Tolerância à quimioterapia:
-Asténia
-Digestivo: vómitos( ) diarreia( )
-Mucocutâneas: alopécia( ) mucosite( ) síndroma mão-pé( )
-Hematológicas: neutropenia( ) anemia( ) trombocitopenia( ) linfopenia( )
-Neurológico: neuropatia periférica: grau 1( ) grau2( )grau3( )
-Insuficiência renal: ( )
-Hepatic:( )
-Cardíaco: por 5 FU( ) Epi( )

Apêndice 2

Classificação topográfica de Siewert dos tumores da junção eso-gástrica

:

Tipo 1: O centro do tumor está localizado entre 1 cm e 5 cm acima da cárdia anatómica (linha Z).

Tipo 2: O centro do tumor está localizado entre 1 cm acima e 2 cm abaixo do tumor.

abaixo da cárdia anatómica.

Tipo 3: O centro do tumor está localizado entre 2 cm e 5 cm abaixo da cárdia anatómica.

Apêndice 3

A pontuação de desempenho da OMS

0: atividade normal sem restrições

1 atividade restrita para actividades físicas importantes, mas paciente deambulante capaz de realizar trabalhos ligeiros

2 ambulante e capaz de cuidar de si próprio, mas incapaz de trabalhar e acamado durante menos de 50% do tempo

3 capacidade limitada para cuidar de si próprio. Passa mais de 50% do seu tempo na cama ou numa cadeira.

4 O doente permanece totalmente confinado à cama ou a uma cadeira.

5 : morte

Apêndice 4

Classificação anatomopatológica UICC TNM 2016 (8.ª edição)

Tumor primário de Tis: Tumor intra-epitelial sem invasão da lâmina própria, displasia de alto grau

T1: Tumor confinado à mucosa ou submucosa (cancro superficial)

T1a: Tumor que invade a lâmina própria ou a muscularis mucosa

T1b: Tumor que invade a submucosa

T2 : Tumor que se estende para a camada muscular própria

T3: Tumor que invade a subserosa (incluindo o ligamento gastro-cólico ou gastro-hepático ou o epiploon maior)

T4: Tumor que invade a membrana serosa ou órgãos adjacentes

T4a: Tumor que invade a serosa (peritoneu visceral)

T4b: Tumor que invade um órgão ou estrutura adjacente (baço, cólon transverso, fígado, diafragma, pâncreas, parede abdominal, suprarrenal, rim, intestino delgado, retroperitoneu) A invasão do resófago ou do duodeno não é considerada como invasão de um órgão adjacente.

Adenopatias regionais

Nx: gânglios linfáticos não avaliáveis

N0: sem envolvimento dos gânglios linfáticos (indicar quantos gânglios linfáticos foram examinados)

N1: 1 a 2 gânglios linfáticos regionais metastáticos

N2: 3 a 6 gânglios linfáticos regionais metastáticos

N3: 7 ou mais gânglios linfáticos regionais metastáticos

N3 a : 7 a 15 gânglios linfáticos regionais metastáticos

N3b: 16 ou mais gânglios linfáticos regionais metastáticos

Metástases

M0: sem metástases

Ml: Metástases à distância (incluindo gânglios linfáticos retro-pancreáticos, mesentéricos, para-aórticos e supra-claviculares)

Apêndice 5

Estádios clínicos TNM

	Estadio TNM
Fase 0	
Fase IA	**Tis NO M0 T1 N0 M0 T1 N1 M0 T2 N0 M0**
Fase IB	
Fase IIA	**T1 N2 M0**
	T2 N1 M0
	T3 N0 M0
Fase IIB	**T1 N3a M0**
	T2 N2 M0
	T3 N1 M0
	T4a N0 M0
Fase IIIA	**T2 N3a M0**
	T3 N2 M0
	T4a N1/N2 M0
	T4b N0 M0
Fase IIIB	**T1 N3b M0**
	T2 N3b M0
	T3 N3a M0
	T4a N3a M0
	T4b N1/N2 M0
Fase IIIC	**T3 N3b M0**
	T4a N3b M0
	T4b N3a/N3b M0
Fase IV	**Todos T, Todos N, M1**

Apêndice 6

Recomendações do National Digestive Cancer Thesaurus 2022 [9].

no âmbito da avaliação pré-terapêutica

- Avaliação do estado geral (escala OMS ou Karnofsky)
- Pontuação G8 se a idade for > 70 anos
- Avaliação oncogeriátrica (se a idade for superior a 70 anos e a pontuação G8 for inferior a 14/17)
- Avaliação nutricional (conforme recomendado pelo HAS, https://has-

sante.fr)

- Avaliação cardiológica (ECG e avaliação da fração de ejeção) em função dos antecedentes pessoais e da eventualidade de estar a ser considerada uma quimioterapia cardiotóxica.
- Uma avaliação pulmonar (EFR) em função do terreno, se estiver prevista uma intervenção cirúrgica com toracotomia
- Avaliação da função renal (depuração da creatinina)

Apêndice 7

Figura 1: Os 16 locais dos gânglios linfáticos de acordo com a Sociedade Japonesa de Investigação do Cancro Gástrico

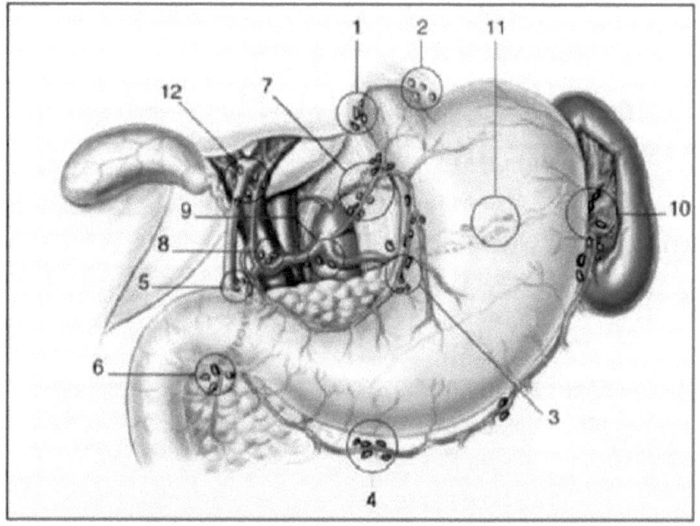

Figure 2 Schéma du drainage lymphatique de l'estomac
Première région ; groupe 1 : para-cardial droit - groupe 2 : para-cardial gauche - groupe 3 : groupe petite courbure gastrique - groupe 4 : grande courbure gastrique- groupe 5 : artère pylorique - groupe 6 : artère gastro-épiploïque droite
Deuxième région ; groupe 7 : artère coronaire stomachique - groupe 8 : artère hépatique commune - groupe 9 : tronc coeliaque droit et gauche - groupe 10 : hile splénique - groupe 11 : artère splénique.
Troisième région : groupe 12 : pédicule hépatique - groupe 13 : pré et rétro-pancréatique - groupe 14 : artère mésentérique supérieure - groupe 15 : artère colicamédia - groupe 16 : latéro-aortiques droit et gauche.

Type de gastrectomie	D1*	D2*	D3*
Proximale	Groupes 1 à 4	Groupes 1 à 4 et 7 à 11	Groupes 1 à 4 et 7 à 16**
Distale subtotale	Groupes 3 à 6	Groupes 3 à 9	Groupes 1 à 16
Totale	Groupes 1 à 6	Groupes 1 à 11	Groupes 1 à 16

* Groupes ganglionnaires à réséquer ** incluant les ganglions médiastinaux inférieurs.

Figura 2: Dissecção de gânglios linfáticos de acordo com a localização do tumor

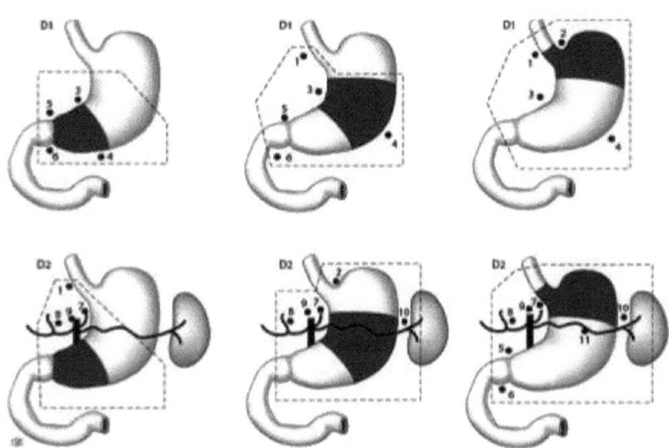

Apêndice 8

Critérios de diagnóstico para formas hereditárias de cancro gástrico difuso (CGD):

. > 2 casos de DGC em familiares de 1º ou 2º grau, com pelo menos 1 caso diagnosticado numa idade < 50 anos ;

ou

. > 3 casos de DGC em familiares de 1º ou 2º grau, independentemente da idade do diagnóstico

idade do diagnóstico

idade do diagnóstico.

Apêndice 9

Indicações para o estudo do gene CDH1 actualizadas em 2020:

. > 2 casos de cancro gástrico em familiares de 1º ou 2º grau, dos quais pelo menos 1 corresponde a um tipo difuso histologicamente comprovado (DGC), independentemente da idade do diagnóstico.

. > 1 caso de DGC (independentemente da idade no momento do diagnóstico) num indivíduo com > .

1 parente de 1º ou 2º grau teve CLI com idade < 70 anos.

. > 1 caso de DGC diagnosticado com idade < 50 anos, independentemente da história familiar.

. DGC diagnosticada num indivíduo de etnia Maori, independentemente da idade do diagnóstico ou da história familiar.

. DGC diagnosticada no contexto de uma história pessoal e/ou familiar de fenda labial ou palatina.

. Associação, no mesmo indivíduo, de uma DGC e de uma CLI, se os 2 diagnósticos foram efectuados numa idade < 70 anos.

. Lesões difusas de adenocarcinoma intra-epitelial sob a forma de focos ou extensões pagetóides de células em anel de sinete diagnosticadas numa idade inferior a 50 anos.

Apêndice 10

Classificação de Lauren:

- Intestinal
- Difuso (incluindo carcinomas de células pouco coesivas)
- Misto (aproximadamente 50% de cada tipo)

Apêndice 11

Classificação da OMS 2019 (5.ª edição) Adenocarcinoma tubular

Adenocarcinoma papilar

Adenocarcinoma mucinoso (>50% de mucina extracelular) Adenocarcinoma pouco coeso (>50% de células pouco coesivas, que podem ser células em anel de gatinho ou células pouco coesivas NOS (*não especificado de outra forma*)) Adenocarcinoma misto (pelo menos 2 contingentes distintos, um glandular e outro pouco coeso)

Adenocarcinoma micropapilar

. Carcinoma com estroma linfoide (medular)

Apêndice 12

Pontuação de prognóstico de Glasgow.

Pontuação de prognóstico de Glasgow (GPS)

- ECOG 2-4: 1
- PCR >10mg/m : 1
- Albuminemia <35g/l: 1
- Fase IV: 1

A pontuação varia de 0 a 4.

Pontuação de prognóstico de Glasgow modificada

- PCR< 10 mg/l: -PCR> 10mg/l:

-CRP>10mg/l e albuminemia <35g/l: 2

Apêndice 13

A classificação Bormann

Table 2 The Borrmann classification of advanced gastric cancer		
Type I		Polypoid tumors
Type II		Fungating carcinomas
Type III		Ulcerated carcinomas
Type IV		Infiltrating carcinomas

tipo 1 (tumor polipoide com demarcação clara do tecido mucoso adjacente),
tipo 2 (carcinoma ulcerado com margem clara e elevada),
tipo 3 (carcinoma ulcerado com margem indeterminada e infiltração na parede circundante),
tipo 4 (carcinoma com infiltração difusa, sem ulceração)

Anexo 14

Classificação de Lauren modificada PND não difuso
proximal, DND não difuso
distal
e difusa D

Nomes de pacientes com antecedentes familiares:
Ben Hzez Med Ali
Hassen Ben Ali
Hosni Essaied
Houssaini Leila (tumor cerebral na mãe)
Chouk Mabrouk
Hadj awled ahmed Ines (tiroide)
Bachali saida (colono)
Belghith Ftima (peito)
Baccar Nejib (peito)
Sfar Mohamed (fígado)
Bedoui Najoua (sein)
Selmi Abdeljalil (tumor cerebral)
Douaj Ramzi (não exato)
Chouchene Chelbia (peito)

Ben Ammar yamna (não exato)
Bouchmila cherifa (peito)
Abdelkader ben gamra (tumor testicular)
Hablani chokri
Riahi Habiba (tumor cutâneo)
Naouali Rebeh (reto)
Abdelkhalek Samia (tumor orbital)
Ben Saidani Faiza (peito)

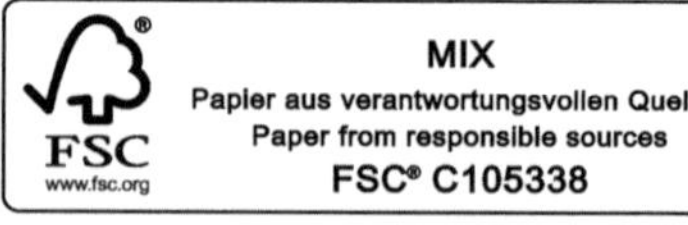

Printed by Books on Demand GmbH, Norderstedt / Germany